基于经典名方药食同源体质膏方理论与实践

体质膏方案例研究

第二辑

尤 虎 主编

东南大学出版社
SOUTHEAST UNIVERSITY PRESS
·南京·

图书在版编目（CIP）数据

体质膏方案例研究.第二辑,基于经典名方药食同源体质膏方理论与实践 / 尤虎主编. -- 南京：东南大学出版社, 2025.3. -- ISBN 978-7-5766-1313-1

Ⅰ.R289.6

中国国家版本馆CIP数据核字第2025AY4652号

责任编辑：陈潇潇　　责任校对：子雪莲　　装帧设计：有品堂　　责任印制：周荣虎

体质膏方案例研究·第二辑　　基于经典名方药食同源体质膏方理论与实践
Tizhi Gaofang Anli Yanjiu · Di-er Ji　　Jiyu Jingdian Mingfang Yaoshi Tongyuan Tizhi Gaofang Lilun Yu Shijian

主　　编	尤　虎
出版发行	东南大学出版社
出版 人	白云飞
社　　址	南京市四牌楼2号　邮编：210096
网　　址	http://www.seupress.com
经　　销	全国各地新华书店
印　　刷	南京迅驰彩色印刷有限公司
开　　本	787mm×1092mm　1/16
印　　张	17
字　　数	270千字
版　　次	2025年3月第1版
印　　次	2025年3月第1次印刷
书　　号	ISBN 978-7-5766-1313-1
定　　价	88.00元

本社图书若有印装质量问题，请直接与营销部调换。电话（传真）：025-83791830

基于经典名方药食同源体质膏方理论与实践系列丛书编写指导委员会

主任委员

尤 虎

副主任委员

王聚和　李海涛　张 春

委 员

潘学强　张红利　邱礼楠　吴九妹
孙德印　张延海　熊兴江　杜茂波
王朋倩　赵成宝　徐天成　杨 程
缪文雄　姜海涛　谭运电　林 浩
罗 巍　张 艺　张 明

秘 书

徐海波

体质膏方案例研究
第二辑
编写委员会

主　编

尤　虎

副主编

王聚和　李海涛　张　春

编　委

徐文萍　王　琴　焦永福　朱晓宣
杨增祥　许　丽　谭　敏　唐蜀评
张传霞　冉　伟　王盛田　周先贵
刘　丹　巫四宏　李祥连　朱彦霖
王秋涵　李泓颖　王永兵　周利涛
辛金钟

作者简介

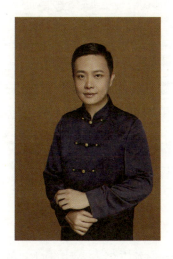

尤 虎

中医博士

中医三大学术体系（中医四维体系、体质膏方体系、病机经方体系）开创者

尤方道数字中医（经方/膏方/体质）AI 大模型创立者

国医大师李佃贵学术传承人入室弟子

成都双流固正保和互联网医院院长

成都固正保和中医医学研究院院长

南京九虎古方中医研究院院长

陈氏太极拳第十三代传承人

    世界中医药学会联合会中医膏方专业委员会副会长，世界中医药学会联合会亚健康专业委员会理事，中华中医药学会治未病分会常务委员，中国中医药信息研究会经方分会理事，中国民间中医医药研究开发协会浊毒理论研究分会常务理事，中国中药协会药食同源物质评价与利用专业委员会委员，《中国中药杂志》《中医药导报》等核心期刊中医药专栏特邀审稿人，中医高等院校教材《中医情志养生学》编委。参与中国国际经济技术合作促进会团体标准《药食同源类食品质量要求标准》的制定。起草中国商业经济学会团体标准《药食同源及药膳配方食品质量要求》。主持中国中医药研究促进会团体标准《中医体质药食同源膏方标准》的制定。

特色专长

长期致力于中医药科普宣传与医师临床培训,已培训基层中医师、西学中学员近10万人。目前体系课程已更新至"九虎古方·尤氏中医经方(膏方)12.0传承医学研修班"。近年来受邀在国内外讲学、直播或为省市电视台特约嘉宾,累计听众和观众数千万人次。

擅长肿瘤等疑难病以及内科、妇科、儿科、男科、五官科、皮肤科常见病的中医调理,中医体质辨识,膏方定制等。

研学经历

现为国医大师李佃贵学术传承人入室弟子,本、硕、博均就读于南京中医药大学,博士跟师于南京中医药大学中医学院·中西医结合学院中医学系主任、伤寒论教研室主任、国家中医药管理局重点学科伤寒学科带头人伤寒名家周春祥教授,硕士期间跟随国医大师夏桂成教授抄方学习中医妇科,本科期间跟随孟河名医孟景春教授学习中医内科与妇科,跟随经方名医黄煌教授学习经方医学,得到学院派、民族医学与民间医学等诸多名师大家的指导、秘传与秘方。

学术成就

发表论文多篇,其中被SCI收录3篇,被核心期刊收录20余篇。参与省市级课题3项,国家级重点课题1项。其中"血瘀质膏方防治肺结节的功效评价及作用机制研究"课题被评为国家卫生健康委员会"十四五"规划全国重点课题一等奖。

在申请国家发明专利16项,已授权4项;在申请实用新型专利1项,已授权3项;在申请外观专利1项,已授权3项;著作权44项(含软件著作权、美术作品著作权、文字作品著作权)。出版专著及参编书籍30余部。

代表作品有:《四维读伤寒》《九种体质养生膏方》《九种体质养生膏方(第二版)》《江浙沪名家膏方特色经验》《历代名医经方一剂起疴录》《历代名医时方一剂起疴录》《九种体质心身养生》《九种体质太极养生》《中医经典诵读》《中医情志养生学》《中医肿瘤辨证论治》《金陵名医防治温病经验集》《中华养生本草》《中医药文化智慧》等。

综合成就

常年以专家嘉宾身份录制电视台、广播电台中医科普类节目。参与录制江苏卫视《万家灯火》，东方卫视上海电视台《X诊所》中医科普系列节目。参加南京电视台《我的大学·养生养心说》大型直播系列节目。

2019年2月，以首席学者身份参加阿布扎比、迪拜、佛罗伦萨、罗马等地的中医药文化交流与讲学。

2020年1月，在阿联酋阿布扎比谢赫·扎耶德文化遗产节代表中国中医药参展。

2012年尤虎博士首次提出中医体质膏方学的概念，首创中医体质膏方学，由中国中医药出版社出版专著《九种体质养生膏方》，自2012年以来屡创同类书籍排行榜榜首的纪录，畅销至今，并荣获由中国中医药出版社主办的2020年第六届全国悦读中医活动"最受欢迎的十大中医药好书（科普类）"称号。

2013年起，尤虎博士陆续出版了九种体质系列图书：《九种体质心身养生》《九种体质太极养生》等，创立了中医体质九大调理法，2019年入选全国卫生产业企业管理协会治未病分会"治未病适宜技术"名单，2020年度获得中国科技创新发明优秀成果以及优秀发明奖、推动中医药发展杰出贡献奖，2023年入选国家卫生健康技术推广项目遴选展示等。2019年1月《九种体质养生膏方（第二版）》再次引领中医体质膏方的新浪潮。

在体质膏方研究方面，2023年尤虎博士团队主持的"血瘀质膏方防治肺结节的功效评价及作用机制研究"课题（课题批准号：YYWS5437），从细胞、血清药理学两个层面对血瘀质膏对肺癌、肺结节的功效进行了评价，初步证明血瘀质膏可以抑制肺癌细胞的增殖。该课题被评为国家卫生健康委员会"十四五"规划全国重点课题一等奖。

尤虎博士在中医数字化领域不断探索前行，并取得了具有开创性意义的重大成果。2025年1月10日，由尤虎博士首创并主持研发的"尤方道"数字中医（经方／膏方／体质）AI大模型正式上线。2025年2月27日获得中华人民共和国国家版权局计算机软件中医AI大模型MaaS平台V1.0著作权。这一创新性突破填补了行业空白，开创了数字中医智能化应用的先河，为传统中医与现代科技的深度融合树立了标杆，极大地推动了中医行业在数字化时代的跨越式发展；这一突破极大地推动了中医行业在数字化时代的发展，让更多基层中医从业者能够借助智能工具提升诊疗水平，为西医学习中医搭建了便捷的桥梁，也为广大中医爱好者提供了更丰富、更高效的学习资源，使中医智慧得以更广泛地传播，惠及更多人群。

前言

《体质膏方案例研究》第一辑自问世以来，在中医养生领域掀起了一股热潮，收获了广大读者的热烈追捧与高度赞誉，其畅销程度见证了人们对中医体质膏方知识的热切渴望与深入探索的决心。

第一辑以中医体质辨识为切入点，深入剖析了这一已融入国家公共卫生服务体系的中医体检项目的核心内涵与应用价值。它让读者清晰地认识到体质在健康管理中的关键地位，以及依据自身体质进行养生调理的重要性与必要性，使"体质养生"的理念深入人心，成为大众健康生活的重要指引。

书中对经典名方的溯源与阐释，从医圣张仲景《伤寒杂病论》的经方起源，到历代医家在实践中不断丰富发展形成的时方，直至共同构建起庞大而精妙的中医经典名方体系，详细展现了其深厚的历史底蕴与卓越的临床疗效。对中国中医科学院主导的古代经典名方遴选工作的介绍，让读者了解到每一首经典名方都是经过多学科专家层层筛选、严格把关的智慧结晶，彰显了其权威性与科学性。

基于卫健委相关规定将体质、药食同源与膏方紧密结合的九体草本膏方，是第一辑浓墨重彩的部分。九体草本膏因安全便捷、口感宜人且在改善体质方面成效显著、功效持久，在中医药养生保健浪潮中脱颖而出，迅速被广大民众所接纳与喜爱。

在科研探索方面，第一辑呈现了我们团队与中国中医科学院中药研究所合作开展的一系列深入研究，运用超高效液相色谱-高分辨质谱法（UPLC-Q-TOF-MS）对九体草本膏的定性"制剂质量标志物"研究，到2023年主持的"血瘀质膏方防治肺结节的功效评价及作用机制研究"课题取得重大突破，不仅鉴定出众多天然化学成分，还初步证实血瘀质膏对肺癌细胞增殖的抑制作用，并荣获国家卫生健康委"十四五"规划全国重点课题一等奖。这些科研成果为中医体质膏方学奠定了坚实的科学基础，也极大地提升了其在学术界与临床实践中的影响力。

通过理论研究、实验研究以及丰富的案例研究相结合的方式，第一辑全面而细致地阐述了基于经典名方的药食同源体质膏方在调理体质方面的独特优势。鉴于第一辑的巨大成功以及读者对更多中医体质膏方知识的强烈需求，我们精心筹备，推出了《体质膏方案例研究》第二辑。

本辑在继承第一辑精华的基础上，进行了多方面的创新与拓展。新增大量详实且极具代表性的案例，这些案例涵盖更广泛的人群、病症与体质类型，进一步丰富了体质膏方在实际应用中的经验宝库，使读者能够更全面、深入地了解体质膏方在各种健康状况下的应用效果与应对策略。

新书理论部分精彩纷呈：

"中医数字密码"将带领读者探寻中医理论中那些神秘数字背后的深刻内涵与规律，揭示数字与体质、膏方之间千丝万缕的联系，为读者打开一扇全新的中医文化认知之窗；

"药食同源功效"对药食同源材料的功效进行了更为详尽、深入的剖析，阐述了常见药食同源物品的功效特点，为读者精准选用膏方提供了更为专业、细致的指导；

"九体调理方法"则聚焦于九种体质的个性化调理，详细介绍了针对每种体质的九大调理方法，涉及生活的各个方面，使读者能够根据自身体质制定更为精准、有效的养生计划。

特别值得一提的是，本辑的实验研究纳入了中国中医科学院中药研究所关于《血瘀质膏对肺结节、肺癌的功效评价研究》报告，这一前沿研究成果，不仅体现了中医体质膏方在重大疾病防治领域的积极探索与突破，也为现代医学难题提供了中医思路与方法，为广大医学工作者和健康追求者提供了极具价值的参考与借鉴。

我们坚信，《体质膏方案例研究》第二辑将延续第一辑的辉煌，成为广大读者在中医体质膏方学领域深入学习与实践的得力助手。它将继续传承与弘扬中医传统智慧，紧密贴合现代健康需求，为人们追求健康生活提供更为全面、系统、科学的解决方案，助力中医体质膏方学在健康领域绽放更加绚烂的光彩，为人类健康事业做出更为卓越的贡献。愿每一位读者都能在本书的陪伴下，开启一段精彩的中医体质膏方养生之旅，收获健康与幸福。

尤虎

成都双流固正保和互联网医院

成都固正保和中医医学研究院

2024 年 12 月 14 日

目录

第一章 理论研究

第一节　中医数字密码 / 003

第二节　药食同源功效 / 009

第三节　九体调理方法 / 037

　　一、平和质 / 037

　　二、特禀质 / 039

　　三、气虚质 / 042

　　四、阴虚质 / 044

　　五、阳虚质 / 046

　　六、痰湿质 / 049

　　七、湿热质 / 051

　　八、血瘀质 / 054

　　九、气郁质 / 056

第二章 实验研究

血瘀质膏对肺结节、肺癌的功效评价实验

第一节　实验概述 / 061

第二节　实验材料 / 063

第三节　实验方法 / 063

第四节　实验结果 / 065

第五节　实验讨论 / 072

附录　中国中医科学院中药研究所研究报告 / 074

第三章 案例研究

案例1：湿热质兼阴虚质 / 077
（反复口干口苦，皮肤瘙痒，便秘）

案例2：气虚质兼阴虚质 / 079
（心慌气短，全身疼痛，心情抑郁，心动过速）

案例3：痰湿质兼阴虚质 / 083
（足部肌肉痉挛，手脚麻木、怕冷，耳鸣，胸闷，下肢静脉曲张）

案例4：痰湿质兼血瘀质 / 085
（痛风，老年斑）

案例5：湿热质兼血瘀质 / 088
（失眠，腹泻，慢性阑尾炎，性情急躁）

案例6：阳虚质兼气虚质 / 091
（失眠，怕冷，免疫力低下，系统性红斑狼疮，神经根性水肿）

案例7：血瘀质兼阴虚质 / 094
（糖尿病，脑梗后遗症）

案例8：血瘀质兼气虚质 / 098
（头晕，气短，心悸，高血压，糖尿病，冠心病，胃肠息肉术后）

案例9：阴虚质兼湿热质 / 101
（排便困难，口干，睡眠障碍）

案例10：气虚质兼阴虚质 / 103
（乳腺癌术后，乳腺癌骨转移，失眠，便秘，肺部阴影）

案例11：痰湿质 / 107
（腹泻伴下肢浮肿，免疫力低下，枕部结节，左肾囊肿）

案例12：痰湿质兼血瘀质 / 111
（反复胸闷心慌，高血压，冠心病，疲劳乏力，老年斑）

案例13：气虚质兼阴虚质 / 114
（失眠，双下肢乏力，反复感冒，脾胃功能差）

案例14：血瘀质兼阴虚质 / 117
（便秘，高血压，代谢综合征，易感冒，流涎）

案例15：血瘀质兼湿热质 / 120
（口苦，口有异味，大便不成形，怕冷）

案例16：血瘀质兼湿热质 / 123
（慢性萎缩性胃炎，失眠，头晕，神经衰弱）

案例17：痰湿质兼湿热质 / 127
（头部湿疹，失眠，糖尿病）

案例 18：湿热质兼气虚质 / 130
（消化不良，气短乏力，失眠，腹泻）

案例 19：气虚质兼血瘀质 / 133
（双下肢乏力，消瘦，肺结节，慢性浅表性胃窦炎，咳嗽）

案例 20：痰湿质兼血瘀质 / 136
（失眠，疲劳乏力，大便稀溏）

案例 21：阴虚质兼血瘀质 / 139
（便秘，手指、脚趾麻木，脑供血不足）

案例 22：痰湿质兼气郁质 / 142
（身体困重乏力，易怒，皮肤瘙痒，右侧乳腺包块术后）

案例 23：阴虚质兼气郁质 / 145
（失眠，纳差，情绪低沉，口腔溃疡，便秘）

案例 24：血瘀质兼阴虚质 / 148
（失眠，双腿疼痛，高血压，高脂血症，左侧腿部包块）

案例 25：痰湿质兼血瘀质 / 151
（失眠，便秘）

案例 26：阴虚质兼气郁质 / 154
（膀胱癌，失眠，性情急躁易怒）

案例 27：痰湿质兼血瘀质 / 157
（汗多，疲劳乏力，肥胖，糖尿病，面部色斑、脱发）

案例 28：阴虚质兼阳虚质 / 160
（潮热，盗汗，怕冷，乳腺增生）

案例 29：痰湿质兼阴虚质 / 163
（失眠，头部不适，抑郁，体重超重）

案例 30：阴虚质兼阳虚质 / 168
（手指麻木，头部不自主震颤，失眠，胃肠功能差）

案例 31：气郁质兼血瘀质 / 172
（剖宫产术后全身不适，焦虑，乳腺增生，全身疼痛）

案例 32：血瘀质兼阴虚质 / 175
（行走不稳，帕金森病，便秘，老年斑）

案例 33：湿热质兼气郁质 / 178
（阴囊潮湿瘙痒，便秘，性情急躁易怒，肝血管瘤）

案例 34：痰湿质兼阴虚质 / 181
（头晕，耳鸣，心慌，睡眠差，高血压，糖尿病）

案例 35：血瘀质兼湿热质 / 183
（便秘，高血压，易上火，疲劳乏力）

案例 36：痰湿质兼气虚质 / 187
（心慌，胸闷，疲乏，失眠，慢性阻塞性肺疾病，肺气肿）

案例 37：痰湿质兼阴虚质 / 190
（心慌，睡眠差，肺结节）

案例 38：痰湿质兼气虚质 / 193
（睡眠呼吸暂停综合征）

案例 39：湿热质兼痰湿质 / 196
（慢性支气管炎，咳嗽，免疫力低下，下肢关节疼痛）

案例 40：阴虚质兼气郁质 / 199
（高血压，失眠，腰痛）

案例 41：湿热质兼气虚质 / 202
（间断头皮囊肿，易过敏，怕冷，经常性头晕）

案例 42：阳虚质兼气虚质 / 205
（肺癌术后全身不适，怕冷，易感冒，经常腹泻，失眠，颈椎病，腰椎间盘突出）

案例 43：湿热质兼血瘀质 / 209
（过敏性鼻炎，白发多）

案例 44：血瘀质兼阴虚质 / 212
（失眠，高血压，肢体麻木）

案例 45：血瘀质兼阴虚质 / 214
（失眠，夜尿多，"三高"，前列腺增生，下肢乏力）

案例 46：痰湿质兼阴虚质 / 217
（失眠，头晕，易焦虑，口腔溃疡）

案例 47：血瘀质兼痰湿质 / 220
（脑梗后遗症，高血压）

案例 48：阳虚质兼血瘀质 / 224
（怕冷，食欲欠佳，结肠息肉术后，失眠，颈动脉斑块）

案例 49：气虚质兼血瘀质 / 227
（疲劳乏力，易感冒，关节疼痛，喜叹息，怕热）

案例 50：血瘀质兼气虚质 / 230
（失眠，乏力，汗多，脑出血术后）

案例 51：血瘀质 / 233
（高血压，双肺结节，胸膛积液，肝多发囊肿）

案例 52：痰湿质兼气虚质 / 236
（失眠，头昏，疲劳乏力，老年斑，滑膜炎）

案例 53：气郁质兼阴虚质 / 240
（失眠，烦躁易怒，慢性咽炎，慢性胃炎）

案例 54：湿热质兼血瘀质 / 243
（心动过缓，冠心病，低血压）

案例 55：血瘀质兼阴虚质 / 245
（失眠，手心热，大便干结）

案例 56：血瘀质兼气郁质 / 248
（全身关节疼痛，胸闷，疲劳乏力，耳鸣，面部油腻）

案例 57：血瘀质兼气虚质 / 251
（胃痛，腹泻，失眠，心动过速，骨质疏松）

参考文献 / 254

第一章

理论研究

第一节　中医数字密码

0

"0"代表的是无，即道。道是道家思想的核心，正如老子《道德经》所云："道生一，一生二，二生三，三生万物。"道家认为，"道"是宇宙的本源，也是统治宇宙中一切运动的法则。老子所说的道有三方面的涵义：其一，道是先于天地的混成之物；其二，道是存在于万物之中的普遍法则；其三，道无形无象。

《素问·上古天真论》中有"法于阴阳，和于术数"之说。"阴阳"为道而法之，"术数"为德而和之。其主要表达的是遵循自然规律和正确方法进行生活和养生保健的思想。

《礼记·中庸》中的"和也者，天下之达道也"，"和"表达的是天下人人都必须遵循的大道。

所以中医养生要调阴阳、补气血，以达到身心保和（如图 1-1-1）。

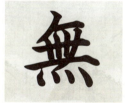

图 1-1-1　中医数字密码

一

"一"代表的是炁，这里的"炁"指的是先天元气。元气一方面指宇宙自然之气，另一方面指人体的精神、精气。

道家养生强调"抱元守一，长生久视"。其侧重点不在炼形而是在炼神，通过炼神排除心中杂念，保持心神清静，其主旨为守持人之精、气、神，使之不内耗、不外逸，长期充盈体内，与形体相抱而为一。修习此术，可以延年益寿，乃至长生久视。

气分正邪，正如《素问·刺法论》中所说："正气存内，邪不可干。"这句话的核心思想是强调人体内部正气的强盛对于抵御外邪入侵、防止疾病发生的重要作用。在中医理论中，正气被视为人体对外界环境的适应能力及抵抗力，而邪气则代表各种致病因素。当人体内部的正气充足时，外邪难以入侵，内邪也难以产生，从而保持身体的健康状态。

所以中医养生需养情志、通经络、体质固正（如图1-1-2）。

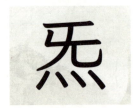

图1-1-2　中医数字密码

"一生二"里的"二"代表的是阴阳。万事万物都有阴阳之分。《素问·阴阳应象大论》云"阴阳者，天地之道也。"阴阳学说认为人体是一个对立统一的整体，阴阳盛衰为诊断疾病与治疗的重要指征。正如《素问·生气通天论》中曰："阴平阳秘，精神乃治，阴阳离决，精气乃绝。"（如图1-1-3）

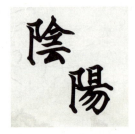

图1-1-3　中医数字密码

"二生三"里的"三"代表的是三才，即天、地、人。"三才者，天地人。人法地，地法天。"（如图1-1-4）《素问·宝命全形论》云："天覆地载，万物悉备，莫贵于人。人以天地之气生，故为天人合一之理。"

其对应养生则为身心性。最高的层面为天则修心，人则修身，地则修性，以达天时地利人和。

而"三生万物""万物负阴而抱阳，冲气以为和。"阴阳二气在运动中达到和谐状态时，就会发生交感作用，从而产生万物。

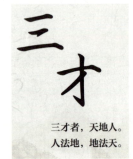

图1-1-4　中医数字密码

"四"代表四气。四指四季,气指气象。四气,此指春夏秋冬四时的气候,即春温、夏热、秋凉、冬寒。《黄帝内经》曰:"春三月,此谓发陈。天地俱生,万物以荣……此春气之应,养生之道也……夏为寒变,奉长者少。夏三月,此谓蕃秀。天地气交,万物华实……此夏气之应,养长之道也……秋为痎疟,奉收者少,冬至重病。秋三月,此谓容平。天气以急,地气以明……此秋气之应,养收之道也……冬为飧泄,奉藏者少。冬三月,此谓闭藏。水冰地坼,无扰乎阳……此冬气之应,养藏之道也……春为痿厥,奉生者少。"所以中医养生要顺应四季变化规律,春生、夏长、秋收、冬藏,做到春夏养阳,秋冬养阴。

"四"亦可代表中医四大经典,即《黄帝内经》《难经》《伤寒杂病论》《神农本草经》(如图1-1-5)。

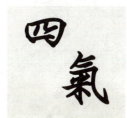

图1-1-5 中医数字密码

"五"代表五行。五行学说认为万事万物都是由木、火、土、金、水五种元素组成的,都是这五种元素不断运动和相互作用的结果,内含生克制化。五行相生,即木生火,火生土,土生金,金生水,水生木。五行相克,即木克土,土克水,水克火,火克金,金克木(如图1-1-6)。

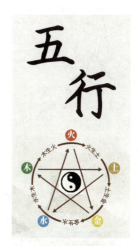

图1-1-6 中医数字密码

"六"代表六淫,即风、寒、暑、湿、燥、火,六种外感病邪的统称。如果气候变化异常,六气发生太过或不及,机体与之不相适应,便可致病(如图1-1-7)。

除了上述邪气还有一种特殊的邪气,其为疠气。疠气

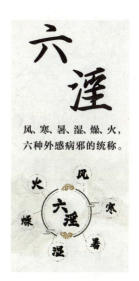

图1-1-7 中医数字密码

有别于六淫，具有强烈的致病性和传染性的外感病邪。特点：发病急骤，病情危笃；传染性强，易于流行；一气一病，症状相似。

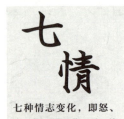

图 1-1-8　中医数字密码

"七"代表七情。七种情志变化，即怒、喜、忧、思、悲、恐、惊。《黄帝内经》认为，"百病皆生于气"，即怒伤肝，喜伤心，忧悲伤肺，思伤脾，惊恐伤肾。《素问·举痛论》认为："……百病生于气也，怒则气上，喜则气缓，悲则气消，恐则气下……惊则气乱……思则气结。"（如图 1-1-8）

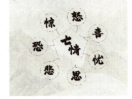

图 1-1-9　中医数字密码

"八"代表八纲，即阴阳、表里、虚实、寒热。其是中医辨证论治的理论基础，是中医认识和诊断疾病的主要过程和方法（如图 1-1-9）。

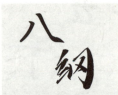

"九"代表九种体质。

其中一种是健康体质，即平和质；八种是偏颇体质，即特禀质、阴虚质、阳虚质、气虚质、痰湿质、湿热质、血瘀质、气郁质。

体质平和是健康之源，体质偏颇是百病之因（如图 1-1-10）。

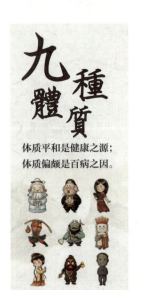

图 1-1-10　中医数字密码

"十"代表十大类方，即半夏类方、附子类方、干姜类方、黄连类方、石膏类方、黄芪类方、大黄类方、柴胡类方、麻黄类方、桂枝类方。祖国医学博大精深，在数千年的漫长积累中传承了诸多经典名方。这些名方为中华民族的延续与发展做出了不朽的贡献（如图1-1-11）。

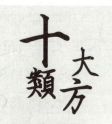

图1-1-11　中医数字密码

"十一"代表五脏六腑。五脏，即肝、心、脾、肺、肾；六腑，即胆、胃、大肠、小肠、膀胱、三焦。

脏，是化生和贮藏精气的内脏；腑，是受盛和传化水谷的内脏。对于脏和腑的区别，《素问·五脏别论》说："所谓五藏者，藏精气而不泻也，故满而不能实。六腑者，传化物而不藏，故实而不能满也。所以然者，水谷入口，则胃实而肠虚；食下，则肠实而胃虚。故曰实而不满，满而不实也。"（如图1-1-12）

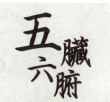

图1-1-12　中医数字密码

"十二"代表十二时辰，即子、丑、寅、卯、辰、巳、午、未、申、酉、戌、亥（如图1-1-13）。

子时，即23:00—1:00，胆经当令，阳气生发，需熟睡以养胆气；

丑时，即1:00—3:00，肝经最旺，需深度睡眠以养肝血，促进肝血代谢；

寅时，即3:00—5:00，肺经当令，肺气分配全身气血，应熟睡以养肺；

卯时，即5:00—7:00，大肠经旺，宜起床排便，空腹

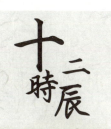

图1-1-13　中医数字密码

喝温水，助力肠胃排毒；

辰时，即 7:00—9:00，胃经当令，吃好早餐是关键，选择温和养胃食物；

巳时，即 9:00—11:00，脾经值班，脾主运化，利于学习工作，避免空腹；

午时，即 11:00—13:00，心经旺，宜小睡片刻，养心安神，避免剧烈运动；

未时，即 13:00—15:00，小肠经当令，多喝水，保护血管，及时补充水分；

申时，即 15:00—17:00，膀胱经旺，多喝水，不要憋尿，保持新陈代谢高峰；

酉时，即 17:00—19:00，肾经值班，晚餐宜清淡，避免过辣食物；

戌时，即 19:00—21:00，心包经当令，保持心情舒畅，适合看书、散步、聊天；

亥时，即 21:00—23:00，三焦经值班，是睡眠的最佳时机，用温水泡脚助眠。

第二节　药食同源功效

2024年8月26日，国家卫生健康委员会、国家市场监督管理总局联合发布《关于地黄等4种按照传统既是食品又是中药材的物质的公告》（2024年第4号），将地黄、麦冬、天冬、化橘红4种物质纳入药食同源目录，至此，药食同源物质共有106种，具体如下。

《卫生部关于进一步规范保健食品原料管理的通知》（卫法监发〔2002〕51号）中的87种：

丁香、八角茴香、刀豆、小茴香、小蓟、山药、山楂、马齿苋、乌梢蛇、乌梅、木瓜、火麻仁、代代花、玉竹、甘草、白芷、白果、白扁豆、白扁豆花、龙眼肉、决明子、百合、肉豆蔻、肉桂、余甘子、佛手、杏仁、沙棘、牡蛎、芡实、花椒、赤小豆、阿胶、鸡内金、麦芽、昆布、枣、罗汉果、郁李仁、金银花、青果、鱼腥草、姜、枳椇子、枸杞子、栀子、砂仁、胖大海、茯苓、香橼、香薷、桃仁、桑叶、桑椹、橘红、桔梗、益智仁、荷叶、莱菔子、莲子、高良姜、淡竹叶、淡豆豉、菊花、菊苣、黄芥子、黄精、紫苏、紫苏籽、葛根、黑芝麻、黑胡椒、槐米、槐花、蒲公英、蜂蜜、榧子、酸枣仁、鲜白茅根、鲜芦根、蝮蛇、橘皮、薄荷、薏苡仁、薤白、覆盆子、藿香。

《关于当归等6种新增按照传统既是食品又是中药材的物质公告》（2019年第8号）中的6种：

当归、山柰、西红花、草果、姜黄、荜茇。

《关于党参等9种新增按照传统既是食品又是中药材的物质公告》（2023年第9号）中的9种：

党参、肉苁蓉、铁皮石斛、西洋参、黄芪、灵芝、山茱萸、天麻、杜仲叶。

《关于地黄等4种按照传统既是食品又是中药材的物质的公告》（2024年第4号）中的4种：

地黄、麦冬、天冬、化橘红。

根据《中华人民共和国药典：2020版》，药食同源物品功效如下。

1. 丁香

本品为桃金娘科植物丁香（*Eugenia caryophyllata* Thunb.）的干燥花蕾。当花蕾颜色由绿转红时采摘，晒干。

【性味与归经】辛，温。归脾、胃、肺、肾经。

【功能与主治】温中降逆，补肾助阳。用于脾胃虚寒，呃逆呕吐，食少吐泻，心腹冷痛，肾虚阳痿。

【用法与用量】1~3 g，内服或研末外敷。

【注意】不宜与郁金同用。

2. 八角茴香

本品为木兰科植物八角茴香（*Illicium verum* Hook.f.）的干燥成熟果实。秋、冬二季果实颜色由绿变黄时采摘，置沸水中略烫后干燥或直接干燥。

【性味与归经】辛，温。归肝、肾、脾、胃经。

【功能与主治】温阳散寒，理气止痛。用于寒疝腹痛，肾虚腰痛，胃寒呕吐，脘腹冷痛。

【用法与用量】3~6 g。

3. 刀豆

本品为豆科植物刀豆［*Canavalia gladiata*（Jacq.）DC.］的干燥成熟种子。秋季采收成熟果实，剥取种子，晒干。

【性味与归经】甘，温。归胃、肾经。

【功能与主治】温中，下气，止呃。用于虚寒呃逆，呕吐。

【用法与用量】6~9 g。

4. 小茴香

本品为伞形科植物茴香（*Foeniculum vulgare* Mill.）的干燥成熟果实。秋季果实初熟时采割植株，晒干，打下果实，除去杂质。

【性味与归经】辛，温。归肝、肾、脾、胃经。

【功能与主治】散寒止痛，理气和胃。用于寒疝腹痛，睾丸偏坠，痛经，少腹冷痛，脘腹胀痛，食少吐泻。盐小茴香暖肾散寒止痛。用于寒疝腹痛，睾丸偏坠，经寒腹痛。

【用法与用量】3~6 g。

5. 小蓟

本品为菊科植物刺儿菜［*Cirsium setosum*（Willd.）MB.］的干燥地上部分。夏、秋二季花开时采割，除去杂质，晒干。

【性味与归经】甘、苦，凉。归心、肝经。

【功能与主治】凉血止血，散瘀解毒消痈。用于衄血，吐血，尿血，血淋，便血，崩漏，外伤出血，痈肿疮毒。

【用法与用量】5~12 g。

6. 山药

本品为薯蓣科植物薯蓣（*Dioscorea opposita* Thunb.）的干燥根茎。冬季茎叶枯萎后采挖，切去根头，洗净，除去外皮和须根，干燥，习称"毛山药"；或除去外皮，趁鲜切厚片，干燥，称为"山药片"；也有选择肥大顺直的干燥山药，置清水中，浸至无干心，闷透，切齐两端，用木板搓成圆柱状，晒干，打光，习称"光山药"。

【性味与归经】甘，平。归脾、肺、肾经。

【功能与主治】补脾养胃，生津益肺，补肾涩精。用于脾虚食少，久泻不止，肺虚喘咳，肾虚遗精，带下，尿频，虚热消渴。麸炒山药补脾健胃。用于脾虚食少，泄泻便溏，白带过多。

【用法与用量】15~30 g。

7. 山楂

本品为蔷薇科植物山里红（*Crataegus pinnatifida* Bge.var.major N. E. Br.）或山楂（*Crataegus pinnatifida* Bge.）的干燥成熟果实。秋季果实成熟时采收，切片，干燥。

【性味与归经】酸、甘，微温。归脾、胃、肝经。

【功能与主治】消食健胃，行气散瘀，化浊降脂。用于肉食积滞，胃脘胀满，泻痢腹痛，瘀血经闭，产后瘀阻，心腹刺痛，胸痹心痛，疝气疼痛，高脂血症。焦山楂消食导滞作用增强。用于肉食积滞，泻痢不爽。

【用法与用量】9~12 g。

8. 马齿苋

本品为马齿苋科植物马齿苋（*Portulaca oleracea* L.）的干燥地上部分。夏、秋二季采收，除去残根和杂质，洗净，略蒸或烫后晒干。

【性味与归经】酸，寒。归肝、大肠经。

【功能与主治】清热解毒，凉血止血，止痢。用于热毒血痢，痈肿疔疮，湿疹，丹毒，蛇虫咬伤，便血，痔血，崩漏下血。

【用法与用量】9~15 g。外用适量捣敷患处。

9. 乌梢蛇

本品为游蛇科动物乌梢蛇[*Zaocys dhumnades*(Cantor)]的干燥体。多于夏、秋二季捕捉，剖开腹部或先剥皮留头尾，除去内脏，盘成圆盘状，干燥。

【性味与归经】甘，平。归肝经。

【功能与主治】祛风，通络，止痉。用于风湿顽痹，麻木拘挛，中风口眼㖞斜，半身不遂，抽搐痉挛，破伤风，麻风，疥癣。

【用法与用量】6~12 g。

10. 乌梅

本品为蔷薇科植物梅[*Prunus mume*(Sieb)Sieb.et Zucc.]的干燥近成熟果实。夏季果实近成熟时采收，低温烘干后闷至色变黑。

【性味与归经】酸、涩，平。归肝、脾、肺、大肠经。

【功能与主治】敛肺，涩肠，生津，安蛔。用于肺虚久咳，久泻久痢，虚热消渴，蛔厥呕吐腹痛。

【用法与用量】6~12 g。

11. 木瓜

本品为蔷薇科植物贴梗海棠[*Chaenomeles speciosa*(Sweet)Nakai]的干燥近成熟果实。夏、秋二季果实绿黄时采收，置沸水中烫至外皮灰白色，对半纵剖，晒干。

【性味与归经】酸，温。归肝、脾经。

【功能与主治】舒筋活络，和胃化湿。用于湿痹拘挛，腰膝关节酸重疼痛，暑湿吐泻，转筋挛痛，脚气水肿。

【用法与用量】6~9 g。

12. 火麻仁

本品为桑科植物大麻(*Cannabis sativa* L.)的干燥成熟果实。秋季果实成熟时采收，除去杂质，晒干。

【性味与归经】甘，平。归脾、胃、大肠经。

【功能与主治】润肠通便。用于血虚津亏，肠燥便秘。

【用法与用量】10~15 g。

13. 代代花（《药典》未收录）

《中药大辞典》代代花枳壳为：芸香科植物代代花 *Citrus aurantium* L.var.*amara*

Engl. 的果实。7~8 月摘取未成熟的绿色果实，自中部横切为两半，晒干或烘干。

《药食同源物质诠释》：代代花味甘、微苦，性平。功能理气、宽胸、开胃，用于胸脘胀满、恶心、食欲缺乏，民间用法多为泡茶、煎汤等。代代花始载于《开宝本草》，古代本草多记载代代花的未成熟果实入药，称玳玳花枳壳或苏枳壳。代代花的花蕾含有挥发油类成分，主要为柠檬烯、萜二烯、芳樟醇、香草醇、香叶醇、黄酮类、生物碱等化学成分；药理研究表明代代花有抑制胃肠平滑肌收缩、溶解胆石、镇痛、中枢抑制和抗菌等药理作用；代代花临床上主要用于胸腹满闷胀痛、胃部下垂、脱肛、妇科疾病等方面的治疗。

代代花为《中国药典》1977 年版收载品种，用量为 1.5~2.5 g。代代花作为食品，可做粥、茶、香料等，适量食用。

14. 玉竹

本品为百合科植物玉竹 [*Polygonatum odoratum*（Mill.）Druce] 的干燥根茎。秋季采挖，除去须根，洗净，晒至柔软后，反复揉搓、晾晒至无硬心，晒干；或蒸透后，揉至半透明，晒干。

【性味与归经】甘，微寒。归肺、胃经。

【功能与主治】养阴润燥，生津止渴。用于肺胃阴伤，燥热咳嗽，咽干口渴，内热消渴。

【用法与用量】6~12 g。

15. 甘草

本品为豆科植物甘草（*Glycyrrhiza uralensis* Fisch.）、胀果甘草（*Glycyrrhiza inflata* Bat.）或光果甘草（*Glycyrrhiza glabra* L.）的干燥根和根茎。春、秋二季采挖，除去须根，晒干。

【性味与归经】甘，平。归心、肺、脾、胃经。

【功能与主治】补脾益气，清热解毒，祛痰止咳，缓急止痛，调和诸药。用于脾胃虚弱，倦怠乏力，心悸气短，咳嗽痰多，脘腹、四肢挛急疼痛，痈肿疮毒，缓解药物毒性、烈性。

【用法与用量】2~10 g。

【注意】不宜与海藻、京大戟、红大戟、甘遂、芫花同用。

16. 白芷

本品为伞形科植物白芷 [*Angelica dahurica*（Fisch.ex Hoffm.）*Benth.* et Hook.f.]

或杭白芷［*Angelica dahurica*（Fisch.ex Hoffm.）Benth. et Hook.f. var. *formosana*（Boiss.）Shan et Yuan］的干燥根。夏、秋间叶黄时采挖，除去须根和泥沙，晒干或低温干燥。

【性味与归经】辛，温。归胃、大肠、肺经。

【功能与主治】解表散寒，祛风止痛，宣通鼻窍，燥湿止带，消肿排脓。用于感冒头痛，眉棱骨痛，鼻塞流涕，鼻鼽，鼻渊，牙痛，带下，疮疡肿痛。

【用法与用量】3~10 g。

17. 白果

本品为银杏科植物银杏（*Ginkgo biloba* L.）的干燥成熟种子。秋季种子成熟时采收，除去肉质外种皮，洗净，稍蒸或略煮后，烘干。

【性味与归经】甘、苦、涩，平；有毒。归肺、肾经。

【功能与主治】敛肺定喘，止带缩尿。用于痰多喘咳，带下白浊，遗尿尿频。

【用法与用量】5~10 g。

【注意】生食有毒。

18. 白扁豆

本品为豆科植物扁豆（*Dolichos lablab* L.）的干燥成熟种子。秋、冬二季采收成熟果实，晒干，取出种子，再晒干。

【性味与归经】甘，微温。归脾、胃经。

【功能与主治】健脾化湿，和中消暑。用于脾胃虚弱，食欲不振，大便溏泻，白带过多，暑湿吐泻，胸闷腹胀。炒白扁豆健脾化湿。用于脾虚泄泻，白带过多。

【用法与用量】9~15 g。

19. 白扁豆花

（《药典》未收录，以下内容引自新世纪第五版《中药学》教材）

本品为豆科植物扁豆 *Dolichos lablab* L. 的花。性味甘、淡，平；归脾、胃经。功能：消暑化湿。多用于暑湿泄泻及湿热带下。煎服，5~10 g。

20. 龙眼肉（桂圆）

本品为无患子科植物龙眼（*Dimocarpus longan* Lour.）的假种皮。夏、秋二季采收成熟果实，干燥，除去壳、核，晒至干爽不黏。

【性味与归经】甘，温。归心、脾经。

【功能与主治】补益心脾，养血安神。用于气血不足，心悸怔忡，健忘失眠，血虚萎黄。

【用法与用量】9~15 g。

21. 决明子

本品为豆科植物钝叶决明（*Cassia obtusifolia* L.）或决明（小决明）（*Cassia tora* L.）的干燥成熟种子。秋季采收成熟果实，晒干，打下种子，除去杂质。

【性味与归经】甘、苦、咸，微寒。归肝、大肠经。

【功能与主治】清热明目，润肠通便。用于目赤涩痛，羞明多泪，头痛眩晕，目暗不明，大便秘结。

【用法与用量】9~15 g。

22. 百合

本品为百合科植物卷丹（*Lilium lancifolium* Thunb.）、百合（*Lilium brownii* F.E.Brown var.*viridulum* Baker）或细叶百合（*Lilium pumilum* DC.）的干燥肉质鳞叶。秋季采挖，洗净，剥取鳞叶，置沸水中略烫，干燥。

【性味与归经】甘，寒。归心、肺经。

【功能与主治】养阴润肺，清心安神。用于阴虚燥咳，劳嗽咳血，虚烦惊悸，失眠多梦，精神恍惚。

【用法与用量】6~12 g。

23. 肉豆蔻

本品为肉豆蔻科植物肉豆蔻（*Myristica fragrans* Houtt.）的干燥种仁。

【性味与归经】辛，温。归脾、胃、大肠经。

【功能与主治】温中行气，涩肠止泻。用于脾胃虚寒，久泻不止，脘腹胀痛，食少呕吐。

【用法与用量】3~10 g。

24. 肉桂

本品为樟科植物肉桂（*Cinnamomum cassia* Presl.）的干燥树皮。多于秋季剥取，阴干。

【性味与归经】辛、甘，大热。归肾、脾、心、肝经。

【功能与主治】补火助阳，引火归原，散寒止痛，温通经脉。用于阳痿宫冷，腰膝冷痛，肾虚作喘，虚阳上浮，眩晕目赤，心腹冷痛，虚寒吐泻，寒疝腹痛，痛经经闭。

【用法与用量】1~5 g。

【注意】有出血倾向者及孕妇慎用；不宜与赤石脂同用。

25. 余甘子

本品系藏族习用药材。为大戟科植物余甘子（*Phyllanthus emblica* L.）的干燥成熟果实。冬季至次春果实成熟时采收，除去杂质，干燥。

【性味与归经】甘、酸、涩，凉。归肺、胃经。

【功能与主治】清热凉血，消食健胃，生津止咳。用于血热血瘀，消化不良，腹胀，咳嗽，喉痛，口干。

【用法与用量】3~9 g，多入丸散服。

26. 佛手

本品为芸香科植物佛手（*Citrus medica* L.var.*sarcodactylis* Swingle）的干燥果实。秋季果实尚未变黄或变黄时采收，纵切成薄片，晒干或低温干燥。

【性味与归经】辛、苦、酸，温。归肝、脾、胃、肺经。

【功能与主治】疏肝理气，和胃止痛，燥湿化痰。用于肝胃气滞，胸胁胀痛，胃脘痞满，食少呕吐，咳嗽痰多。

【用法与用量】3~10 g。

27. 苦杏仁（甜杏仁）

本品为蔷薇科植物山杏（*Prunus armeniaca* L.var. *ansu* Maxim.）、西伯利亚杏（*Prunus sibirica* L.）、东北杏［*Prunus mandshurica*（Maxim.）Koehne］或杏（*Prunus armeniaca* L.）的干燥成熟种子。夏季采收成熟果实，除去果肉和核壳，取出种子，晒干。

【性味与归经】苦，微温；有小毒。归肺、大肠经。

【功能与主治】降气止咳平喘，润肠通便。用于咳嗽气喘，胸满痰多，肠燥便秘。

【用法与用量】5~10 g，生品入煎剂后下。

28. 沙棘

本品系蒙古族、藏族习用药材。为胡颓子科植物沙棘（*Hippophae rhamnoides* L.）的干燥成熟果实。秋、冬二季果实成熟或冻硬时采收，除去杂质，干燥或蒸后干燥。

【性味与归经】酸、涩，温。归脾、胃、肺、心经。

【功能与主治】健脾消食，止咳祛痰，活血散瘀。用于脾虚食少，食积腹痛，咳嗽痰多，胸痹心痛，瘀血经闭，跌扑瘀肿。

【用法与用量】3~10 g。

29. 牡蛎

本品为牡蛎科动物长牡蛎（*Ostrea gigas* Thunberg）、大连湾牡蛎（*Ostrea talienwhanesis* Crosse）或近江牡蛎（*Ostrea rivularis* Gould）的贝壳。全年均可捕捞，去肉，洗净，晒干。

【性味与归经】咸，微寒。归肝、胆、肾经。

【功能与主治】重镇安神，潜阳补阴，软坚散结。用于惊悸失眠，眩晕耳鸣，瘰疬痰核，癥瘕痞块。煅牡蛎收敛固涩，制酸止痛。用于自汗盗汗，遗精滑精，崩漏带下，胃痛吞酸。

【用法与用量】9~30 g，先煎。

30. 芡实

本品为睡莲科植物芡（*Euryale ferox* Salisb.）的干燥成熟种仁。秋末冬初采收成熟果实，除去果皮，取出种子，洗净，再除去硬壳（外种皮），晒干。

【性味与归经】甘、涩，平。归脾、肾经。

【功能与主治】益肾固精，补脾止泻，除湿止带。用于遗精滑精，遗尿尿频，脾虚久泻，白浊，带下

【用法与用量】9~15 g。

31. 花椒

本品为芸香科植物青椒（*Zanthoxylum schinifolium* Sieb.et Zucc.）或花椒（*Zanthoxylum bungeanum* Maxim.）的干燥成熟果皮。秋季采收成熟果实，晒干，除去种子和杂质。

【性味与归经】辛，温。归脾、胃、肾经。

【功能与主治】温中止痛，杀虫止痒。用于脘腹冷痛，呕吐泄泻，虫积腹痛；外治湿疹，阴痒。

【用法与用量】3~6 g。外用适量，煎汤熏洗。

32. 赤小豆

本品为豆科植物赤小豆（*Vigna umbellata* Ohwi et Ohashi）或赤豆（*Vigna angularis* Ohwi et Ohashi）的干燥成熟种子。秋季果实成熟而未开裂时拔取全株，晒干，打下种子，除去杂质，再晒干。

【性味与归经】甘、酸，平。归心、小肠经。

【功能与主治】利水消肿，解毒排脓。用于水肿胀满，脚气水肿，黄疸尿赤，风湿热痹，痈肿疮毒，肠痈腹痛。

【用法与用量】9~30 g。外用适量，研末调敷。

33. 阿胶

本品为马科动物驴（*Equus asinus* L.）的干燥皮或鲜皮经煎煮、浓缩制成的固体胶。

【性味与归经】甘，平。归肺、肝、肾经。

【功能与主治】补血滋阴，润燥，止血。用于血虚萎黄，眩晕心悸，肌痿无力，心烦不眠，虚风内动，肺燥咳嗽，劳嗽咯血，吐血尿血，便血崩漏，妊娠胎漏。

【用法与用量】3~9 g。烊化兑服。

34. 鸡内金

本品为雉科动物家鸡（*Gallus gallus domesticus* Brisson.）的干燥砂囊内壁。杀鸡后，取出鸡肫，立即剥下内壁，洗净，干燥。

【性味与归经】甘，平。归脾、胃、小肠、膀胱经。

【功能与主治】健胃消食，涩精止遗，通淋化石。用于食积不消，呕吐泻痢，小儿疳积，遗尿，遗精，石淋痛，胆胀胁痛。

【用法与用量】3~10 g。

35. 麦芽

本品为禾本科植物大麦（*Hordeum vulgare* L.）的成熟果实经发芽干燥的炮制加工品。将麦粒用水浸泡后，保持适宜温、湿度，待幼芽长至约 5 mm 时，晒干或低温干燥。

【性味与归经】甘，平。归脾、胃经。

【功能与主治】行气消食，健脾开胃，回乳消胀。用于食积不消，脘腹胀痛，脾虚食少，乳汁郁积，乳房胀痛，妇女断乳，肝郁胁痛，肝胃气痛。生麦芽健脾和胃，疏肝行气，用于脾虚食少，乳汁郁积；炒麦芽行气消食回乳，用于食积不消，妇女断乳；焦麦芽消食化滞，用于食积不消，脘腹胀痛。

【用法与用量】10~15 g；回乳炒用 60 g。

36. 昆布

本品为海带科植物海带（*Laminaria japonica* Aresch.）或翅藻科植物昆布

（*Ecklonia kurome* Okam.）的干燥叶状体。夏、秋二季采捞，晒干。

【性味与归经】咸，寒。归肝、胃、肾经。

【功能与主治】消痰软坚散结，利水消肿。用于瘿瘤、瘰疬、睾丸肿痛、痰饮水肿。

【用法与用量】6~12 g。

37. 枣（大枣、酸枣、黑枣）

本品为鼠李科植物枣（*Ziziphus jujuba* Mi.）的干燥成熟果实。秋季果实成熟时采收，晒干。

【性味与归经】甘，温。归脾、胃、心经。

【功能与主治】补中益气，养血安神。用于脾虚食少，乏力便溏，妇人脏躁。

【用法与用量】6~15 g。

38. 罗汉果

本品为葫芦科植物罗汉果 [*Siraitia grosvenorii*（Swingle）C.Jeffrey ex A.M.Lu et Z.Y.Zhang] 的干燥果实。秋季果实由嫩绿色变深绿色时采收，晾数天后，低温干燥。

【性味与归经】甘，凉。归肺、大肠经。

【功能与主治】清热润肺，利咽开音，滑肠通便。用于肺热燥咳，咽痛失音，肠燥便秘。

【用法与用量】9~15 g。

39. 郁李仁

本品为蔷薇科植物欧李（*Prunus humilis* Bge.）、郁李（*Prunus japonica* Thunb.）或长柄扁桃（*Prunus pedunculata* Maxim.）的干燥成熟种子。前二种习称"小李仁"，后一种习称"大李仁"。夏、秋二季采收成熟果实，除去果肉和核壳，取出种子，干燥。

【性味与归经】辛、苦、甘，平。归脾、大肠、小肠经。

【功能与主治】润肠通便，下气利水。用于津枯肠燥，食积气滞，腹胀便秘，水肿，脚气，小便不利。

【用法与用量】6~10 g。

【注意】孕妇慎用。

40. 金银花

本品为忍冬科植物忍冬（*Lonicera japonica* Thunb.）的干燥花蕾或带初开的花。

夏初花开放前采收，干燥。

【性味与归经】甘，寒。归肺、心、胃经。

【功能与主治】清热解毒，疏散风热。用于痈肿疔疮，喉痹，丹毒，热毒血痢，风热感冒，温病发热。

【用法与用量】6~15 g。

41. 青果

本品为橄榄科植物橄榄（*Canarium album* Raeusch.）的干燥成熟果实。秋季果实成熟时采收，干燥。

【性味与归经】甘、酸，平。归肺、胃经。

【功能与主治】清热解毒，利咽，生津。用于咽喉肿痛，咳嗽痰黏，烦热口渴，鱼蟹中毒。

【用法与用量】5~10 g。

42. 鱼腥草

本品为三白草科植物蕺菜（*Houttuynia cordata* Thunb.）的新鲜全草或干燥地上部分。鲜品全年均可采割；干品夏季茎叶茂盛花穗多时采割，除去杂质，晒干。

【性味与归经】辛，微寒。归肺经。

【功能与主治】清热解毒，消痈排脓，利尿通淋。用于肺痈吐脓，痰热喘咳，热痢，热淋，痈肿疮毒。

【用法与用量】15~25 g，不宜久煎；鲜品用量加倍，水煎或捣汁服。外用适量，捣敷或煎汤熏洗患处。

43. 姜（干姜）

本品为姜科植物姜（*Zingiber officinale* Rosc.）的干燥根茎。冬季采挖，除去须根和泥沙，晒干或低温干燥。趁鲜切片晒干或低温干燥者称为"干姜片"。

【性味与归经】辛，热。归脾、胃、肾、心、肺经。

【功能与主治】温中散寒，回阳通脉，温肺化饮。用于脘腹冷痛，呕吐泄泻，肢冷脉微，寒饮喘咳。

【用法与用量】3~10 g。

姜（生姜）

本品为姜科植物姜（*Zingiber officinale* Rosc.）的新鲜根茎。秋、冬二季采挖，除去须根和泥沙。

【性味与归经】辛,微温。归肺、脾、胃经。

【功能与主治】解表散寒,温中止呕,化痰止咳,解鱼蟹毒。用于风寒感冒,胃寒呕吐,寒痰咳嗽,鱼蟹中毒。

【用法与用量】3~10 g。

44. 枳椇子

(《药典》未收录,以下内容引自新世纪第五版《中药学》教材)

Zhǐ jǔ zǐ(《新修本草》)

本品为鼠李科植物枳椇 *Hovenia dulcis* Thunb. 的干燥成熟种子。主产于陕西、广东、湖北。秋季果实成熟时采收,晒干,除去果壳、果柄等杂质,收集种子。晒干。本品气微弱,味苦而涩。以粒大、饱满、色棕红者为佳。生用。

【药性】甘,平。归胃经。

【功效】利水消肿,解酒毒。

【应用】①水肿:本品能通利水道而消除水肿。用于水湿停蓄所致的水肿,小便不利,可与茯苓、猪苓、泽泻等同用。②醉酒:本品善解酒毒,清胸膈之热。治醉酒,烦热口渴,《世医得效方》将本品与麝香为末,面糊为丸,盐汤送服;用于饮酒过度,成癖吐血,可与白茅根、白及、甘蔗等配伍。

【用法用量】煎服,10~15 g。

【现代研究】①化学成分:枳椇子含黑麦草碱、枳椇苷、葡萄糖及苹果酸钾等。②药理作用:枳椇子有显著的利尿作用,枳椇子皂苷有降压作用,枳椇子匀浆液有抗脂质过氧化作用及增强耐寒和耐热功能。

45. 枸杞子

本品为茄科植物宁夏枸杞(*Lycium barbarm* L.)的干燥成熟果实。夏、秋二季果实呈红色时采收,热风烘干,除去果梗,或晾至皮皱后,晒干,除去果梗。

【性味与归经】甘,平。归肝、肾经。

【功能与主治】滋补肝肾,益精明目。用于虚劳精亏,腰膝酸痛,眩晕耳鸣,阳痿遗精,内热消渴,血虚萎黄,目昏不明。

【用法与用量】6~12 g。

46. 栀子

本品为茜草科植物栀子(*Gardenia jasminoides* Ellis)的干燥成熟果实。9~11月果实成熟呈红黄色时采收,除去果梗和杂质,蒸至上气或置沸水中略烫,取出,干燥。

【性味与归经】苦，寒。归心、肺、三焦经。

【功能与主治】泻火除烦，清热利湿，凉血解毒；外用消肿止痛。用于热病心烦，湿热黄疸，淋证涩痛，血热吐衄，目赤肿痛，火毒疮疡；外治扭挫伤痛。

【用法与用量】6~10 g。外用生品适量，研末调敷。

47. 砂仁

本品为姜科植物阳春砂（*Amomum villosum* Lour.）、绿壳砂（*Amomum villosum* Lour.var.*xanthioides* T.L.Wuet Senjen）或海南砂（*Amomum longiligulare* T.L.Wu）的干燥成熟果实。夏、秋二季果实成熟时采收，晒干或低温干燥。

【性味与归经】辛，温。归脾、胃、肾经。

【功能与主治】化湿开胃，温脾止泻，理气安胎。用于湿浊中阻，脘痞不饥，脾胃虚寒，呕吐泄泻，妊娠恶阻，胎动不安。

【用法与用量】3~6 g，后下。

48. 胖大海

本品为梧桐科植物胖大海（*Sterculia lychnophora* Hance.）的干燥成熟种子。

【性味与归经】甘，寒。归肺、大肠经。

【功能与主治】清热润肺，利咽开音，润肠通便。用于肺热声哑，干咳无痰，咽喉干痛，热结便闭，头痛目赤。

【用法与用量】2~3 枚，沸水泡服或煎服。

49. 茯苓

本品为多孔菌科真菌茯苓 [*Poria cocos*（Schw.）Wolf] 的干燥菌核。多于 7~9 月采挖，挖出后除去泥沙，堆置"发汗"后，摊开晾至表面干燥，再"发汗"，反复数次至现皱纹、内部水分大部散失后，阴干，称为"茯苓个"；或将鲜茯苓按不同部位切制，阴干，分别称为"茯苓块"和"茯苓片"。

【性味与归经】甘、淡，平。归心、肺、脾、肾经。

【功能与主治】利水渗湿，健脾，宁心。用于水肿尿少，痰饮眩悸，脾虚食少，便溏泄泻，心神不安，惊悸失眠。

【用法与用量】10~15 g。

50. 香橼

本品为芸香科植物枸橼（*Citrus medica* L.）或香圆（*Citus wilsonii* Tanaka）的干燥成熟果实。秋季果实成熟时采收，趁鲜切片，晒干或低温干燥。香橼亦可整个或对剖两半后,晒干或低温干燥。

【性味与归经】辛、苦、酸,温。归肝、脾、肺经。

【功能与主治】疏肝理气,宽中,化痰。用于肝胃气滞,胸胁胀痛,脘腹痞满,呕吐噫气,痰多咳嗽。

【用法与用量】3~10 g。

51. 香薷

本品为唇形科植物石香薷(*Mosla chinensis* Maxim.)或江香薷(*Mosla chinensis* 'Jiangxiangru')的干燥地上部分。前者习称"青香薷",后者习称"江香薷"。夏季茎叶茂盛、花盛时择晴天采割,除去杂质,阴干。

【性味与归经】辛,微温。归肺、胃经。

【功能与主治】发汗解表,化湿和中。用于暑湿感冒,恶寒发热,头痛无汗,腹痛吐泻,水肿,小便不利。

【用法与用量】3~10 g。

52. 桃仁

本品为蔷薇科植物桃[*Prunus persica* (L.) Batsch]或山桃[*Prunus davidiana* (Carr.) Franch.]的干燥成熟种子。果实成熟后采收,除去果肉和核壳,取出种子,晒干。

【性味与归经】苦、甘,平。归心、肝、大肠经。

【功能与主治】活血祛瘀,润肠通便,止咳平喘。用于经闭痛经,癥瘕痞块,肺痈肠痈,跌扑损伤,肠燥便秘,咳嗽气喘。

【用法与用量】5~10 g。

【注意】孕妇慎用。

53. 桑叶

本品为桑科植物桑(*Morus alba* L.)的干燥叶。初霜后采收,除去杂质,晒干。

【性味与归经】甘、苦,寒。归肺、肝经。

【功能与主治】疏散风热,清肺润燥,清肝明目。用于风热感冒,肺热燥咳,头晕头痛,目赤昏花。

【用法与用量】5~10 g。

54. 桑椹

本品为桑科植物桑(*Morus alba* L.)的干燥果穗。4~6月果实变红时采收,晒干,或略蒸后晒干。

【性味与归经】甘、酸，寒。归心、肝、肾经。

【功能与主治】滋阴补血，生津润燥。用于肝肾阴虚，眩晕耳鸣，心悸失眠，须发早白，津伤口渴，内热消渴，肠燥便秘。

【用法与用量】9~15 g。

55. 橘红

本品为芸香科植物橘（*Citrus reticulata* Blanco）及其栽培变种的干燥外层果皮。秋末冬初果实成熟后采收，用刀削下外果皮，晒干或阴干。

【性味与归经】辛、苦，温。归肺、脾经。

【功能与主治】理气宽中，燥湿化痰。用于咳嗽痰多，食积伤酒，呕恶痞闷。

【用法与用量】3~10 g。

56. 桔梗

本品为桔梗科植物桔梗 [*Platycodon grandiflorum*（Jacq.）A.DC.] 的干燥根。春、秋二季采挖，洗净，除去须根，趁鲜剥去外皮或不去外皮，干燥。

【性味与归经】苦、辛，平。归肺经。

【功能与主治】宣肺，利咽，祛痰，排脓。用于咳嗽痰多，胸闷不畅，咽痛音哑，肺痈吐脓。

【用法与用量】3~10 g。

57. 益智仁

本品为姜科植物益智（*Alpinia oxyphylla* Miq.）的干燥成熟果实。夏、秋间果实由绿变红时采收，晒干或低温干燥。

【性味与归经】辛，温。归脾、肾经。

【功能与主治】暖肾固精缩尿，温脾止泻摄唾。用于肾虚遗尿，小便频数，遗精白浊，脾寒泄泻，腹中冷痛，口多唾涎。

【用法与用量】3~10 g。

58. 荷叶

本品为睡莲科植物莲（*Nelumbo nucifera* Gaertn.）的干燥叶。夏、秋二季采收，晒至七八成干时，除去叶柄，折成半圆形或折扇形，干燥。

【性味与归经】苦，平。归肝、脾、胃经。

【功能与主治】清暑化湿，升发清阳，凉血止血。用于暑热烦渴，暑湿泄泻，脾虚泄泻，血热吐衄，便血崩漏。荷叶炭收涩化瘀止血。用于出血症和产后血晕。

【用法与用量】3~10 g；荷叶炭 3~6 g。

59. 莱菔子

本品为十字花科植物萝卜（*Raphanus sativus* L.）的干燥成熟种子。夏季果实成熟时采割植株，晒干，搓出种子，除去杂质，再晒干。

【性味与归经】辛、甘，平。归肺、脾、胃经。

【功能与主治】消食除胀，降气化痰。用于饮食停滞，脘腹胀痛，大便秘结，积滞泻痢，痰壅喘咳。

【用法与用量】5~12 g。

60. 莲子

本品为睡莲科植物莲（*Nelumbo nucifera* Gaertn.）的干燥成熟种子。秋季果实成熟时采割莲房，取出果实，除去果皮，干燥，或除去莲子心后干燥。

【性味与归经】甘、涩，平。归脾、肾、心经。

【功能与主治】补脾止泻，止带，益肾涩精，养心安神。用于脾虚泄泻，带下，遗精，心悸失眠。

【用法与用量】6~15 g。

61. 高良姜

本品为姜科植物高良姜（*Alpinia officinarum* Hance.）的干燥根茎。夏末秋初采挖，除去须根和残留的鳞片，洗净，切段，晒干。

【性味与归经】辛，热。归脾、胃经。

【功能与主治】温胃止呕，散寒止痛。用于脘腹冷痛，胃寒呕吐，气噫吞酸。

【用法与用量】3~6 g。

62. 淡竹叶

本品为禾本科植物淡竹叶（*Lophatherum gracile* Brongn.）的干燥茎叶。夏季未抽花穗前采割，晒干。

【性味与归经】甘、淡，寒。归心、胃、小肠经。

【功能与主治】清热泻火，除烦止渴，利尿通淋。用于热病烦渴，小便短赤涩痛，口舌生疮。

【用法与用量】6~10 g。

63. 淡豆豉

本品为豆科植物大豆［*Glycine max*（L.）Merr.］的干燥成熟种子（黑豆）的发酵加工品。

【性味与归经】苦、辛，凉。归肺、胃经。

【功能与主治】解表，除烦，宣发郁热。用于感冒，寒热头痛，烦躁胸闷，虚烦不眠。

【用法与用量】6~12 g。

64. 菊花

本品为菊科植物菊（*Chrysanthemum morifolium* Ramat.）的干燥头状花序。9~11月花盛开时分批采收，阴干或焙干，或熏、蒸后晒干。药材按产地和加工方法不同，分为"亳菊""滁菊""贡菊""杭菊""怀菊"。

【性味与归经】甘、苦，微寒。归肺、肝经。

【功能与主治】散风清热，平肝明目，清热解毒。用于风热感冒，头痛眩晕，目赤肿痛，眼目昏花，疮痈肿毒。

【用法与用量】5~10 g。

65. 菊苣

本品系维吾尔族习用药材，为菊科植物毛菊苣（*Cichorium glandulosum* Boiss. et Huet）或菊苣（*Cichorium intybus* L.）的干燥地上部分或根。夏、秋二季采割地上部分或秋末挖根，除去泥沙和杂质，晒干。

【性味与归经】微苦、咸，凉。归肝、胆、胃经。

【功能与主治】清肝利胆，健胃消食，利尿消肿。用于湿热黄疸，胃痛食少，水肿尿少。

【用法与用量】9~18 g。

66. 黄芥子

本品为十字花科植物白芥（*Sinapis alba* L.）或芥［*Brassica juncea*（L.）Czern.et Coss.］的干燥成熟种子。前者习称"白芥子"，后者习称"黄芥子"。夏末秋初果实成熟时采割植株，晒干，打下种子，除去杂质。

【性味与归经】辛，温。归肺经。

【功能与主治】温肺豁痰利气，散结通络止痛。用于寒痰咳嗽，胸胁胀痛，痰滞经络，关节麻木、疼痛，痰湿流注，阴疽肿毒。

【用法与用量】3~9 g。外用适量。

67. 黄精

本品为百合科植物滇黄精（*Polygonatum kingianum* Coll.et Hemsl.）、黄精（*Polygonatum sibiricum* Red.）或多花黄精（*Polygonatum cyrtonema* Hua.）的干燥根茎。按形状不同，习称"大黄精""鸡头黄精""姜形黄精"。春、秋二季采挖，除去须根，洗净，置沸水中略烫或蒸至透心，干燥。

【性味与归经】甘，平。归脾、肺、肾经。

【功能与主治】补气养阴，健脾，润肺，益肾。用于脾胃气虚，体倦乏力，胃阴不足，口干食少，肺虚燥咳，劳嗽咳血，精血不足，腰膝酸软，须发早白，内热消渴。

【用法与用量】9~15 g。

68. 紫苏

本品为唇形科植物紫苏［*Perilla frutescens*（L.）Britt.］的干燥叶（或带嫩枝）。夏季枝叶茂盛时采收，除去杂质，晒干。

【性味与归经】辛，温。归肺、脾经。

【功能与主治】解表散寒，行气和胃。用于风寒感冒，咳嗽呕恶，妊娠呕吐，鱼蟹中毒。

【用法与用量】5~10 g。

69. 紫苏子

本品为唇形科植物紫苏［*Perilla frutescens*（L.）Britt.］的干燥成熟果实。秋季果实成熟时采收，除去杂质，晒干。

【性味与归经】辛，温。归肺经。

【功能与主治】降气化痰，止咳平喘，润肠通便。用于痰壅气逆，咳嗽气喘，肠燥便秘。

【用法与用量】3~10 g。

70. 葛根

本品为豆科植物野葛［*Pueraria lobata*（Willd.）Ohw］的干燥根，习称"野葛"。秋、冬二季采挖，趁鲜切成厚片或小块，干燥。

【性味与归经】甘、辛，凉。归脾、胃、肺经。

【功能与主治】解肌退热，生津止渴，透疹，升阳止，通经活络，解酒毒。用于外感发热头痛，项背强痛，口渴，消渴，麻疹不透，热痢，泄泻，眩晕头痛，中风偏瘫，胸痹心痛，酒毒伤中。

【用法与用量】10~15 g。

71. 黑芝麻

本品为脂麻科植物脂麻（*Sesamum indicum* L.）的干燥成熟种子。秋季果实成熟时采割植株，晒干，打下种子，除去杂质，再晒干。

【性味与归经】甘，平。归肝、肾、大肠经。

【功能与主治】补肝肾，益精血，润肠燥。用于精血亏虚，头晕眼花，耳鸣耳聋，须发早白，病后脱发，肠燥便秘。

【用法与用量】9~15 g。

72. 黑胡椒

本品为胡椒科植物胡椒（*Piper nigrum* L.）的干燥近成熟或成熟果实。秋末至次春果实呈暗绿色时采收，晒干，为黑胡椒；果实变红时采收，用水浸渍数日，擦去果肉，晒干，为白胡椒。

【性味与归经】辛，热。归胃、大肠经。

【功能与主治】温中散寒，下气，消痰。用于胃寒呕吐，腹痛泄泻，食欲不振，癫痫痰多。

【用法与用量】0.6~1.5 g，研粉吞服。外用适量。

73. 槐米

本品为豆科植物槐（*Sophora japonica* L.）的干燥花及花蕾。夏季花开放或花蕾形成时采收，及时干燥，除去枝、梗及杂质。前者习称"槐花"，后者习称"槐米"。

【性味与归经】苦，微寒。归肝、大肠经。

【功能与主治】凉血止血，清肝泻火。用于便血，痔血，血痢，崩漏，吐血，衄血，肝热目赤，头痛眩晕。

【用法与用量】5~10 g。

74. 槐花

参考槐米。

75. 蒲公英

本品为菊科植物蒲公英（*Taraxacum mongolicum* Hand-Mazz.）、碱地蒲公英

（*Taraxacum borealisinense* Kitam.）或同属数种植物的干燥全草。春至秋季花初开时采挖，除去杂质，洗净，晒干。

【性味与归经】苦、甘，寒。归肝、胃经。

【功能与主治】清热解毒，消肿散结，利尿通淋。用于疔疮肿毒，乳痈，瘰疬，目赤，咽痛，肺痈，肠痈，湿热黄疸，热淋涩痛。

【用法与用量】10~15 g。

76. 蜂蜜

本品为蜜蜂科昆虫中华蜜蜂（*Apis cerana* Fabricius.）或意大利蜂（*Apis mellifera* Linnaeus.）所酿的蜜。春至秋季采收，滤过。

【性味与归经】甘，平。归肺、脾、大肠经。

【功能与主治】补中，润燥，止痛，解毒；外用生肌敛疮。用于脘腹虚痛，肺燥干咳，肠燥便秘，解乌头类药毒；外治疮疡不敛，水火烫伤。

【用法与用量】15~30 g。

77. 榧子

本品为红豆杉科植物榧（*Torrrya grandis* Fort.）的干燥成熟种子。秋季种子成熟时采收，除去肉质假种皮，洗净，晒干。

【性味与归经】甘，平。归肺、胃、大肠经。

【功能与主治】杀虫消积，润肺止咳，润燥通便。用于钩虫病，蛔虫病，绦虫病，虫积腹痛，小儿疳积，肺燥咳嗽，大便秘结。

【用法与用量】9~15 g。

78. 酸枣仁

本品为鼠李科植物酸枣［*Ziziphus jujuba* Mill.var.*spinosa*（Bunge）Hu ex H.F.Chou］的干燥成熟种子。秋末冬初采收成熟果实，除去果肉和核壳，收集种子，晒干。

【性味与归经】甘、酸，平。归肝、胆、心经。

【功能与主治】养心补肝，宁心安神，敛汗，生津。用于虚烦不眠，惊悸多梦，体虚多汗，津伤口渴。

【用法与用量】10~15 g。

79. 鲜白茅根

本品为禾本科植物白茅［*Imperata cylindrica* Beauv.var.*major*（Nees）C.E.Hubb．］

的干燥根茎。春、秋二季采挖，洗净，晒干，除去须根和膜质叶鞘，捆成小把。

【性味与归经】甘，寒。归肺、胃、膀胱经。

【功能与主治】凉血止血，清热利尿。用于血热吐血，衄血，尿血，热病烦渴，湿热黄疸，水肿尿少，热淋涩痛。

【用法与用量】9~30 g。

80. 鲜芦根

本品为禾本科植物芦苇（*Phragmites communis* Trin.）的新鲜或干燥根茎。全年均可采挖，除去芽、须根及膜状叶，鲜用或晒干。

【性味与归经】甘，寒。归肺、胃经。

【功能与主治】清热泻火，生津止渴，除烦，止呕，利尿。用于热病烦渴，肺热咳嗽，肺痈吐脓，胃热呕哕，热淋涩痛。

【用法与用量】15~30 g；鲜品用量加倍，或捣汁用。

81. 橘皮（陈皮）

本品为芸香科植物橘(*Citrus reticulata* Blanco.)及其栽培变种的干燥成熟果皮。药材分为"陈皮"和"广陈皮"。采摘成熟果实，剥取果皮，晒干或低温干燥。

【性味与归经】苦、辛，温。归肺、脾经。

【功能与主治】理气健脾，燥湿化痰。用于脘腹胀满，食少吐泻，咳嗽痰多。

【用法与用量】3~10 g。

82. 蕲蛇（蕲蛇）

本品为蝰科动物五步蛇［*Agkistrodon acutus*（Güenther）］的干燥体。多于夏、秋二季捕捉，剖开蛇腹，除去内脏，洗净，用竹片撑开腹部，盘成圆盘状，干燥后拆除竹片。

【性味与归经】甘、咸，温；有毒。归肝经。

【功能与主治】祛风，通络，止痉。用于风湿顽痹，麻木拘挛，中风口眼㖞斜，半身不遂，抽搐痉挛，破伤风，麻风，疥癣。

【用法与用量】3~9 g；研末吞服，一次 1~1.5 g，一日 2~3 次。

83. 薄荷

本品为唇形科植物薄荷（*Mentha haplocalyx* Briq.）的干燥地上部分。夏、秋二季茎叶茂盛或花开至三轮时，选晴天，分次采割，晒干或阴干。

【性味与归经】辛，凉。归肺、肝经。

【功能与主治】疏散风热，清利头目，利咽，透疹，疏肝行气。用于风热感冒，风温初起，头痛，目赤，喉痹，口疮，风疹，麻疹，胸胁胀闷。

【用法与用量】3~6 g，后下。

84. 薏苡仁

本品为禾本科植物薏米［*Coix lacryma-jobi* L.var.Mayuen（Roman.）Stapf］的干燥成熟种仁。秋季果实成熟时采割植株，晒干，打下果实，再晒干，除去外壳、黄褐色种皮和杂质，收集种仁。

【性味与归经】甘、淡，凉。归脾、胃、肺经。

【功能与主治】利水渗湿，健脾止泻，除痹，排脓，解毒散结。用于水肿，脚气，小便不利，脾虚泄泻，湿痹拘挛，肺痈，肠痈，赘疣，癌肿。

【用法与用量】9~30 g。

【注意】孕妇慎用。

85. 薤白

本品为百合科植物小根蒜（*Allium macrostemon* Bge.）或薤（*Allium chinense* G.Don）的干燥鳞茎。夏、秋二季采挖，洗净，除去须根，蒸透或置沸水中烫透，晒干。

【性味与归经】辛、苦，温。归心、肺、胃、大肠经。

【功能与主治】通阳散结，行气导滞。用于气痹心痛，脘腹痞满胀痛，泻痢后重。

【用法与用量】5~10 g。

86. 覆盆子

本品为蔷薇科植物华东覆盆子（*Rubus chingii* Hu）的干燥果实。夏初果实由绿变绿黄时采收，除去梗、叶，置沸水中略烫或略蒸，取出，干燥。

【性味与归经】甘、酸，温。归肝、肾、膀胱经。

【功能与主治】益肾固精缩尿，养肝明目。用于遗精滑精，遗尿尿频，阳痿早泄，目暗昏花。

【用法与用量】6~12 g。

87. 广藿香

本品为唇形科植物广藿香［*Pogostemon cablin*（Blanco）Benth.］的干燥地上部分。枝叶茂盛时采割，日晒夜闷，反复至干。

【性味与归经】辛，微温。归脾、胃、肺经。

【功能与主治】芳香化浊，和中止呕，发表解暑。用于湿浊中阻，脘痞呕吐，暑湿表证，湿温初起，发热倦怠，胸闷不舒，寒湿闭暑，腹痛吐泻，鼻渊头痛。

【用法与用量】3~10 g。

88. 当归

本品为伞形科植物当归 [*Angelica sinensis* (Oliv.) Diels] 的干燥根。秋末采挖，除去须根和泥沙，待水分稍蒸发后，捆成小把，上棚，用烟火慢慢熏干。

【性味与归经】甘、辛，温。归肝、心、脾经。

【功能与主治】补血活血，调经止痛，润肠通便。用于血虚萎黄，眩晕心悸，月经不调，经闭痛经，虚寒腹痛，风湿痹痛，跌扑损伤，痈疽疮疡，肠燥便秘。酒当归活血通经。用于经闭痛经，风湿痹痛，跌扑损伤。

【用法与用量】6~12 g。

89. 山柰

本品为姜科植物山柰（*Kaempferia galanga* L.）的干燥根茎。冬季采挖，洗净，除去须根，切片，晒干。

【性味与归经】辛，温。归胃经。

【功能与主治】行气温中，消食，止痛。用于胸膈胀满，脘腹冷痛，饮食不消。

【用法与用量】6~9 g。

90. 西红花

本品为鸢尾科植物番红花（*Crocus sativus* L.）的干燥柱头。

【性味与归经】甘，平。归心、肝经。

【功能与主治】活血化瘀，凉血解毒，解郁安神。用于经闭癥瘕，产后瘀阻，温毒发斑，忧郁痞闷，惊悸发狂。

【用法与用量】1~3 g，煎服或沸水泡服。

【注意】孕妇慎用。

91. 草果

本品为姜科植物草果（*Amomum tsao-ko* Crevost et Lemaire）的干燥成熟果实。秋季果实成熟时采收，除去杂质，晒干或低温干燥。

【性味与归经】辛，温。归脾、胃经。

【功能与主治】燥湿温中，截疟除痰。用于寒湿内阻，脘腹胀痛，痞满呕吐，疟疾寒热，瘟疫发热。

【用法与用量】3~6 g。

92. 姜黄

本品为姜科植物姜黄（*Curcuma longa* L.）的干燥根茎。冬季茎叶枯萎时采挖，洗净，煮或蒸至透心，晒干，除去须根。

【性味与归经】辛、苦，温。归脾、肝经。

【功能与主治】破血行气，通经止痛。用于胸胁刺痛，胸痹心痛，痛经经闭，癥瘕，风湿肩臂疼痛，跌扑肿痛。

【用法与用量】3~10 g。外用适量。

93. 荜茇

本品为胡椒科植物荜茇（*Piper longum* L.）的干燥近成熟或成熟果穗。果穗由绿变黑时采收，除去杂质，晒干。

【性味与归经】辛，热。归胃、大肠经。

【功能与主治】温中散寒，下气止痛。用于脘腹冷痛，呕吐，泄泻，寒凝气滞，胸痹心痛，头痛，牙痛。

【用法与用量】1~3 g。外用适量，研末塞龋齿孔中。

94. 党参

本品为桔梗科植物党参［*Codonopsis pilosula*（Franch.）Nannf.］、素花党参［*Codonopsis pilosula* Nannf.var.*modesta*（Nannf.）L.T.Shen］或川党参（*Codonopsis tangshen* Oliv.）的干燥根。秋季采挖，洗净，晒干。

【性味与归经】甘，平。归脾、肺经。

【功能与主治】健脾益肺，养血生津。用于脾肺气虚，食少倦怠，咳嗽虚喘，气血不足，面色萎黄，心悸气短，津伤口渴，内热消渴。

【用法与用量】9~30 g。

【注意】不宜与藜芦同用。

95. 肉苁蓉

本品为列当科植物肉苁蓉（*Cistanche deserticola* Y.C.Ma）或管花肉苁蓉［*Cistanche tubulosa*（Schenk）Wight］的干燥带鳞叶的肉质茎。春季苗刚出土时或秋季冻土之前采挖，除去茎尖，切段，晒干。

【性味与归经】甘、咸，温。归肾、大肠经。

【功能与主治】补肾阳，益精血，润肠通便。用于肾阳不足，精血亏虚，阳痿不孕，腰膝酸软，筋骨无力，肠燥便秘。

【用法与用量】6~10 g。

96. 铁皮石斛

本品为兰科植物铁皮石斛（*Dendrobium officinale* Kimura et Migo）的干燥茎。11月至翌年3月采收，除去杂质，剪去部分须根，边加热边扭成螺旋形或弹簧状，烘干；或切成段，干燥或低温烘干。前者习称"铁皮枫斗"（耳环石斛），后者习称"铁皮石斛"。

【性味与归经】甘，微寒。归胃、肾经。

【功能与主治】益胃生津，滋阴清热。用于热病津伤，口干烦渴，胃阴不足，食少干呕，病后虚热不退，阴虚火旺，骨蒸劳热，目暗不明，筋骨痿软。

【用法与用量】6~12 g。

97. 西洋参

本品为五加科植物西洋参（*Panax quinquefolinm* L.）的干燥根。均系栽培品，秋季采挖，洗净，晒干或低温干燥。

【性味与归经】甘、微苦，凉。归心、肺、肾经。

【功能与主治】补气养阴，清热生津。用于气虚阴亏，虚热烦倦，咳喘痰血，内热消渴，口燥咽干。

【用法与用量】3~6 g，另煎兑服。

【注意】不宜与藜芦同用。

98. 黄芪

本品为豆科植物蒙古黄芪［*Astragalus membranaceus*（Fisch.）Bge. var. *mongholicus*（Bge.）Hsiao］或膜荚黄芪［*Astragalus membranaceus*（Fisch.）Bge.］的干燥根。春、秋二季采挖，除去须根和根头，晒干。

【性味与归经】甘，微温。归肺、脾经。

【功能与主治】补气升阳，固表止汗，利水消肿，生津养血，行滞通痹，托毒排脓，敛疮生肌。用于气虚乏力，食少便溏，中气下陷，久泻脱肛，便血崩漏，表虚自汗，气虚水肿，内热消渴，半身不遂，痹痛麻木，痈疽难溃，久溃不敛。

【用法与用量】9~30 g。

99. 灵芝

本品为多孔菌科真菌赤芝［*Ganoderma lucidum*（Leyss.ex Fr.）Karst.］或紫芝（*Ganoderma sinense* Zhao, Xu et Zhang）的干燥子实体。全年采收，除去杂质，剪除附有朽木、泥沙或培养基质的下端菌柄，阴干或在40~50℃温度条件下烘干。

【性味与归经】甘，平。归心、肺、肝、肾经。

【功能与主治】补气安神，止咳平喘。用于心神不宁，失眠心悸，肺虚咳喘，虚劳短气，不思饮食。

【用法与用量】6~12 g。

100. 山茱萸

本品为山茱萸科植物山茱萸（*Cornus officinalis* Sieb.et Zucc.）的干燥成熟果肉。秋末冬初果皮变红时采收果实，用文火烘或置沸水中略烫后，及时除去果核，干燥。

【性味与归经】酸、涩，微温。归肝、肾经。

【功能与主治】补益肝肾，收涩固脱。用于眩晕耳鸣，腰膝酸痛，阳痿遗精，遗尿尿频，崩漏带下，大汗虚脱，内热消渴。

【用法与用量】6~12 g。

101. 天麻

本品为兰科植物天麻（*Gastrodia elata* Bl.）的干燥块茎。立冬后至次年清明前采挖，立即洗净，蒸透，敞开低温干燥。

【性味与归经】甘，平。归肝经。

【功能与主治】息风止痉，平抑肝阳，祛风通络。用于小儿惊风，癫痫抽搐，破伤风，头痛眩晕，手足不遂，肢体麻木，风湿痹痛。

【用法与用量】3~10 g。

102. 杜仲叶

本品为杜仲科植物杜仲（*Eucommia ulmoides* Oliv.）的干燥叶。夏、秋二季枝叶茂盛时采收，晒干或低温烘干。

【性味与归经】微辛，温。归肝、肾经。

【功能与主治】补肝肾，强筋骨。用于肝肾不足，头晕目眩，腰膝酸痛，筋骨痿软。

【用法与用量】10~15 g。

103. 地黄

本品为玄参科植物地黄（*Rehmannia glutinosa* Libosch.）的新鲜或干燥块根。秋季采挖，除去芦头、须根及泥沙，鲜用；或将地黄缓缓烘焙至约八成干。前者习称"鲜地黄"，后者习称"生地黄"。

【性味与归经】鲜地黄：甘、苦，寒，归心、肝、肾经。生地黄：甘，寒，归心、肝、肾经。

【功能与主治】鲜地黄：清热生津，凉血，止血。用于热病伤阴，舌绛烦渴，温毒发斑，吐血，衄血，咽喉肿痛。

生地黄：清热凉血，养阴生津。用于热入营血，温毒发斑，吐血衄血，热病伤阴，舌绛烦渴，津伤便秘，阴虚发热，骨蒸劳热，内热消渴。

【用法与用量】鲜地黄 12~30 g；生地黄 10~15 g。

104. 麦冬

本品为百合科植物麦冬 [*Ophiopogon japonicus* (L.f) Ker-Gawl.] 的干燥块根。夏季采挖，洗净，反复暴晒、堆置，至七八成干，除去须根，干燥。

【性味与归经】甘、微苦，微寒。归心、肺、胃经。

【功能与主治】养阴生津，润肺清心。用于肺燥干咳，阴虚痨嗽，喉痹咽痛，津伤口渴，内热消渴，心烦失眠，肠燥便秘。

【用法与用量】6~12 g。

105. 天冬

本品为百合科植物天冬 [*Asparagus cochinchinensis* (Lour.) Merr.] 的干燥块根。秋、冬二季采挖，洗净，除去茎基和须根，置沸水中煮或蒸至透心，趁热除去外皮，洗净，干燥。

【性味与归经】甘、苦，寒。归肺、肾经。

【功能与主治】养阴润燥，清肺生津。用于肺燥干咳，顿咳痰黏，腰膝酸痛，骨蒸潮热，内热消渴，热病津伤，咽干口渴，肠燥便秘。

【用法与用量】6~12 g。

106. 化橘红

本品为芸香科植物化州柚 (*Citrus grandis* Tomentosa.) 或柚 [*Citrus grandis* (L.) Osbeck.] 的未成熟或近成熟的干燥外层果皮。前者习称"毛橘红"，后者习称"光七爪""光五爪"。夏季果实未成熟时采收，置沸水中略烫后，将果皮割成 5 瓣或 7 瓣，除去果瓤和部分中果皮，压制成形，干燥。

【性味与归经】辛、苦，温。归肺、脾经。

【功能与主治】理气宽中，燥湿化痰。用于咳嗽痰多，食积伤酒，呕恶痞闷。

【用法与用量】3~6 g。

第三节 九体调理方法

一、平和质

（一）情志调理

宜保持平和的心态。可根据个人爱好，选择弹琴、下棋、书法、绘画、听音乐、阅读、旅游、种植花草等放松心情。

（二）营养调理

饮食宜粗细粮食合理搭配，多吃五谷杂粮、蔬菜瓜果，少食过于油腻及辛辣食品；不要过饥过饱，也不要进食过冷过烫或不干净的食物；注意戒烟限酒。

春：宜多食蔬菜，如菠菜、芹菜、春笋、荠菜等。

夏：宜多食新鲜水果，如西瓜、番茄、菠萝等，其他清凉生津食品，如金银花、菊花、鲜芦根、绿豆、冬瓜、苦瓜、黄瓜、生菜、豆芽等均可酌情食用，以清热祛暑。

长夏：宜选用茯苓、藿香、山药、莲子、薏苡仁、扁豆、丝瓜等利湿健脾之品，不宜进食滋腻碍胃的食物。

秋：宜选用寒温偏性不明显的平性药食。同时，宜食用濡润滋阴之品以保护阴津，如沙参、麦冬、阿胶、甘草等。

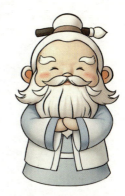

图 1-3-1 平和质

冬：宜选用温补之品，如生姜、肉桂、羊肉等。

配合平和质九体食养粉和九体五谷粉。

平和质九体食养粉：燕麦、黑芝麻、核桃仁、山药、茯苓、红枣、百合、甜杏仁、枸杞、陈皮等。

平和质九体五谷粉：糙米粉、小米粉、燕麦粉、玉米粉、鹰嘴豆粉等。

如有糖尿病、痛风者，建议遵医嘱。

（三）起居调理

起居宜规律，睡眠要充足，劳逸相结合，穿戴求自然。

平和质（保持平衡）养生香薰（精油）配方：檀香+白檀+薰衣草。

（四）运动调理

站桩功法——陈氏太极培根功

【功法讲解】

1. 早晨面向东面（朝阳），晚上面向北面（北极星），下午不能面向西方。

2. 右手大拇指和小指微微相合，立掌，掌尖与鼻尖相齐，距离鼻尖8寸（约24 cm）。

3. 左手四指撮拢，中指外突，置于后腰部（尾骨上部）。

4. 身体正直，两肩放松。

5. 两脚分开与肩同宽，微微下蹲，膝盖微曲不要超过脚尖。

6. 两目前视，眼睛似睁非睁，似合非合。

7. 舌顶上腭，默念："啊（a）—哂（xi）—嘘（xu）—吹（chui）"。默念就是不出声音，"啊（a）—哂（xi）—嘘（xu）—吹（chui）"配合呼吸节奏"呼—吸—呼—吸"。

8. 站桩过程中要做到意念集中，思想清净，抛弃一切杂念。

9. 每天至少坚持30分钟，第二、第三天感觉小腿发沉，第四、第五天感觉脚底发沉，第七天清气上升至头顶百会穴，浊气下降至足底涌泉穴。

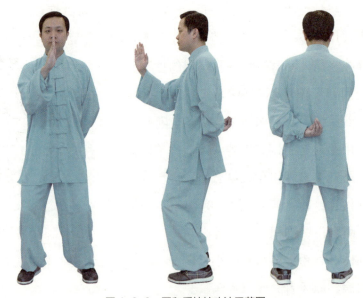

图 1-3-2　平和质站桩功法示范图

（五）经络调理

【穴位】按摩涌泉穴、足三里穴。

睡前使用平和质足浴包（干姜、紫苏、陈皮等），取1~2包加入适量沸水浸泡5分钟，待水温降到合适时（40 ℃左右）开始泡脚。时间应控制在15分钟左右，最

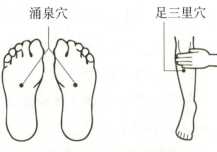

图 1-3-3　穴位按摩

好不要超过半小时。泡脚最好选用木盆。

足浴注意事项：

① 饭前饭后30分钟内及醉酒后不宜进行足浴。

② 足浴包应外用，禁止口服，孕妇禁用。

③ 皮肤有溃烂未愈、出血、容易过敏者禁用。

④ 足浴不能代替药物。

（六）灸法调理

最常用的灸法为捻灸灸法，将艾绒搓成如线香状的艾条，也可使用市售的较细的艾条。将艾条点燃，用右手拇、食、中三指持艾条，在距离皮肤一定高度（通常2~3 cm）进行熏烤。同时，通过手指轻轻捻转艾条，使艾火的热力更均匀地作用于穴位或部位，以达到温通经络、调和气血等目的。

可以灸涌泉、足三里，也可以根据自己的一些症状和反应部位来选择局部进行捻灸灸法调理。

（七）茶饮调理

配合饮用平和质九体草本茶。

配方：山药、大枣、枸杞子等。

（八）药膳调理

配合体质药膳之十全排骨药膳茶包。

配方：百合、山药、龙眼肉、白扁豆、红枣、陈皮、蛹虫草、茯苓、杏仁、枸杞等。

如有糖尿病、痛风者，建议遵医嘱。

（九）膏方调理

配合九体草本膏之平和膏。

配方：黄明胶、银耳、大枣、阿胶、黄精、茯苓、焦山楂、山药、陈皮、佛手、枸杞子、芡实、核桃仁、莲子、黑芝麻、人参等。

二、特禀质

（一）情志调理

过敏体质的人因对过敏原敏感，容易产生紧张、焦虑等情绪，因此要在尽量避免接触过敏原的同时，还应避免情绪紧张。

（二）营养调理

饮食宜均衡，粗细粮食搭配适当，荤素配伍合理，宜多食益气固表的食物，尽量少食辛辣、腥发食物，不食含致敏物质的食品，如蚕豆、白扁豆、羊肉、鹅肉、鲤鱼、虾、蟹、茄子、辣椒、浓茶、咖啡等。

配合特禀质九体食养粉和九体五谷粉。

特禀质九体食养粉：

乌梅、陈皮、茯苓、红枣、莲子、百合、银耳、燕麦、山药等。

特禀质九体五谷粉：糙米粉、小米粉、燕麦粉、玉米粉、鹰嘴豆粉等。

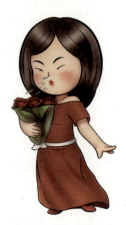

图 1-3-4 特禀质

如有糖尿病、痛风者，建议遵医嘱。

（三）起居调理

居室宜通风良好。保持室内清洁，被褥、床单要经常洗晒，可预防螨虫过敏。春季室外花粉较多时，要减少室外活动时间，可预防对花粉过敏。不宜养宠物，以免对动物皮毛过敏。起居应有规律，保持充足的睡眠时间。

特禀质（调节免疫）养生香薰（精油）配方：艾草+薄荷+沉香。

（四）运动调理

站桩功法——六封四闭站桩功

【功法讲解】

1. 早晨面向东面（朝阳），晚上面向北面（北极星），下午不能面向西方。

2. 两臂撑圆，松肩沉肘。左、右手掌心斜向前下，两掌约成 45° 角。

3. 两脚分开与肩同宽，左脚虚脚向前点地，与右脚约成 30° 角，微微下蹲，重心在右腿（力量分配约三七开）。裆部撑圆，两膝略向内收。

4. 两目前视，眼睛似睁非睁，似合非合。

5. 舌顶上腭，默念："啊（a）—哂（xi）—嘘（xu）—吹（chui）"。默念不发出声音，"啊（a）—哂（xi）—嘘（xu）—吹（chui）"配合呼吸节奏"呼—吸—呼—吸"。

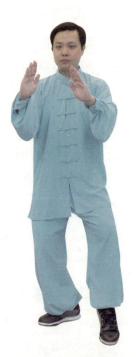

图 1-3-5 特禀质站桩功法示范图

6.站桩过程中要做到意念集中,思想清净,抛弃一切杂念。

7.每天至少坚持30分钟,第二、第三天感觉小腿发沉,第四、第五天感觉脚底发沉,第七天清气上升至头顶百会穴,浊气下降至足底涌泉穴。

(五)经络调理

【穴位】按摩血海穴、足三里穴。

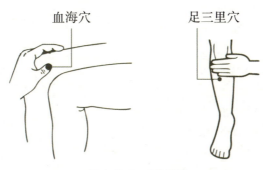

图 1-3-6　穴位按摩

睡前使用特禀质足浴包(紫苏、甘草、薏苡仁等),取 1~2 包加入适量沸水浸泡 5 分钟,待水温降到合适时(40℃左右)开始泡脚。时间应控制在 15 分钟左右,最好不超过半小时。泡脚最好选用木盆。

足浴注意事项:

① 饭前饭后 30 分钟内及醉酒后不宜进行足浴。

② 足浴包应外用,禁止口服,孕妇禁用。

③ 皮肤有溃烂未愈、出血、容易过敏者禁用。

④ 足浴不能代替药物。

(六)灸法调理

可以灸血海穴、足三里穴,也可以根据自己的一些症状和反应部位来选择局部捻灸灸法调理。

(七)茶饮调理

配合饮用特禀质九体草本茶。

配方:乌梅、黄芪、百合等。

(八)药膳调理

配合体质药膳之乌梅乌鸡药膳茶包。

配方:山药、乌梅、银耳、芡实、莲子、百合等。

如有糖尿病、痛风者，建议遵医嘱。

（九）膏方调理

配合九体草本膏之特禀膏。

配方：黄明胶、百合、大枣、麦芽、银耳、乌梅、白芷、苦杏仁、桑叶、茯苓、山药、阿胶、紫苏、佛手、莲子、人参、甘草、核桃仁等。

三、气虚质

（一）情志调理

宜保持稳定乐观的心态，不可过度劳神。宜欣赏节奏明快的音乐，如笛子曲《喜相逢》等。

（二）营养调理

宜选用性平偏温、健脾益气的食物，如大米、小米、南瓜、胡萝卜、山药、大枣、香菇、莲子、白扁豆、黄豆、豆腐、鸡肉、鸡蛋、鹌鹑（蛋）、牛肉等。尽量少吃或不吃槟榔、生萝卜等耗气的食物。不宜多食生冷苦寒、辛辣燥热的食物。

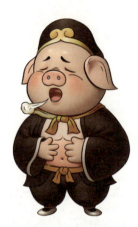

图 1-3-7　气虚质

配合气虚质九体食养粉和九体五谷粉。

气虚质九体食养粉：黄精、陈皮、红枣、白扁豆、麦芽、莲子、茯苓、芡实、山药、燕麦等。

气虚质九体五谷粉：小米粉、玉米粉、白扁豆粉、燕麦粉、小麦胚芽粉等。

如有糖尿病、痛风者，建议遵医嘱。

（三）起居调理

提倡劳逸结合，不要过于劳作，以免损伤正气。平时应避免汗出受风。居室环境应采用明亮的暖色调。

气虚质（补气）养生香薰（精油）配方：人参＋黄芪＋丁香。

（四）运动调理

站桩功法——金刚捣碓站桩功

【功法讲解】

1. 早晨面向东面（朝阳），晚上面向北面（北极星），下午不能面向西方。

2. 右手握拳，立于左掌中，与脐相平。

3. 身体正直，两肩放松。

4. 两脚分开与肩同宽,微微下蹲,膝盖微曲不要超过脚尖。

5. 两目前视,眼睛似睁非睁,似合非合。

6. 舌顶上腭,默念:"啊(a)—哂(xi)—嘘(xu)—吹(chui)"。默念时不发出声音,"啊(a)—哂(xi)—嘘(xu)—吹(chui)"配合呼吸节奏"呼—吸—呼—吸"。

7. 站桩过程中要做到意念集中,思想清净,抛弃一切杂念。

8. 每天至少坚持30分钟,第二、第三天感觉小腿发沉,第四、第五天感觉脚底发沉,第七天清气上升至头顶百会穴,浊气下降至足底涌泉穴。

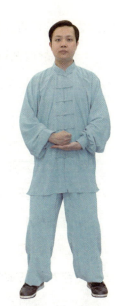

图 1-3-8 气虚质站桩功法示范图

(五)经络调理

【穴位】按摩气海穴、关元穴。

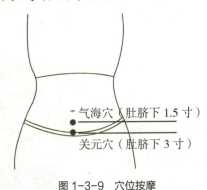

图 1-3-9 穴位按摩

睡前使用气虚质足浴包(黄精、甘草、橘皮等),取1~2包加入适量沸水浸泡5分钟,待水温降到合适时(40℃左右)开始泡脚。时间应控制在15分钟左右,最好不超过半小时。泡脚最好选用木盆。

足浴注意事项:

① 饭前饭后30分钟内及醉酒后不宜进行足浴。

② 足浴包应外用,禁止口服,孕妇禁用。

③ 皮肤有溃烂未愈、出血、容易过敏者禁用。

④ 足浴不能代替药物。

(六)灸法调理

可以采用艾条温和灸,增加温阳益气的作用。点燃艾条或借助温灸盒,对气海、关元两穴位进行温灸,每次10分钟。艾条点燃端要与皮肤保持2~3 cm的距离,注意不要烫伤皮肤。温和灸可每周操作1次。也可以根据自己的一些症状和反应部位来选择局部进行捻灸灸法调理。

（七）茶饮调理

配合饮用气虚质九体草本茶。

配方：黄芪、党参、大枣等。

（八）药膳调理

配合体质药膳之参龙母鸡药膳茶包。

配方：山药、红枣、龙眼肉、白扁豆、莲子、茯苓、甘草、人参等。

如有糖尿病、痛风者，建议遵医嘱。

（九）膏方调理

配合九体草本膏之气虚膏。

配方：黄明胶、大枣、山药、麦芽、葛根、黄精、茯苓、山楂、佛手、莲子、阿胶、人参、益智仁、龙眼肉、陈皮、枸杞子、芡实、甘草等。

四、阴虚质

（一）情志调理

宜加强自我修养、培养自己的耐性，尽量减少与人争执、动怒，不宜参加竞争性强的活动，可在安静、优雅环境中练习书法、绘画等。有条件者可以选择在环境清新凉爽的海边、山林旅游休假。宜欣赏曲调轻柔、舒缓的音乐，如舒伯特的《小夜曲》等。

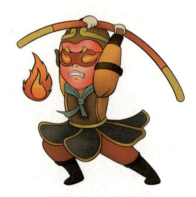

图 1-3-10　阴虚质

（二）营养调理

宜选用甘凉滋润的食物，如鸭肉、猪瘦肉、百合、黑芝麻、蜂蜜、荸荠、鳖、海蜇、海参、甘蔗、银耳、燕窝等。少食温燥、辛辣、香浓的食物，如羊肉、韭菜、茴香、辣椒、葱、蒜、葵花子、酒、咖啡、浓茶，以及荔枝、龙眼、樱桃、杏、大枣、核桃、栗子等。

配合阴虚质九体食养粉和九体五谷粉。

阴虚质九体食养粉：黄精、黄豆、燕麦、陈皮、麦芽、百合、银耳、枸杞、黑芝麻等。

阴虚质九体五谷粉：黑豆粉、西米粉、小麦粉、燕麦粉、黄豆粉等。

如有糖尿病、痛风者，建议遵医嘱。

（三）起居调理

居住环境宜安静，睡好"子午觉"。避免熬夜及在高温酷暑环境下工作，不宜洗桑拿、泡温泉。节制房事，勿吸烟。注意防晒，保持皮肤湿润，宜选择蚕丝等清凉柔和的衣物。

阴虚质（滋阴）养生香薰（精油）配方：莲花＋百合＋茉莉。

（四）运动调理

站桩功法——白鹤亮翅站桩功

【功法讲解】

1. 早晨面向东面（朝阳），晚上面向北面（北极星），下午不能面向西方。

2. 左手掌心向下置于身体左侧，左手下按；右手掌心向前上，右手上掤。

3. 两臂撑圆饱满，松肩沉肘。

4. 两脚分开与肩同宽，微微下蹲，左脚虚脚点地，重心在右腿（力量分配约三七开），裆部撑圆。

5. 两目前视，眼睛似睁非睁，似合非合。

6. 舌顶上腭，默念："啊（a）—哂（xi）—嘘（xu）—吹（chui）"。默念时不发声音，"啊（a）—哂（xi）—嘘（xu）—吹（chui）"配合呼吸节奏"呼—吸—呼—吸"。

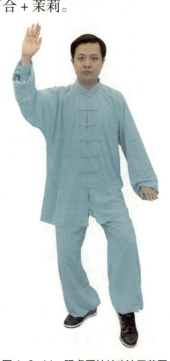

图1-3-11　阴虚质站桩功法示范图

7. 站桩过程中要做到意念集中，思想清净，抛弃一切杂念。

8. 每天至少坚持30分钟，第二、第三天感觉小腿发沉，第四、第五天感觉脚底发沉，第七天清气上升至头顶百会穴，浊气下降至足底涌泉穴。

（五）经络调理

【穴位】按摩太溪穴、三阴交穴。

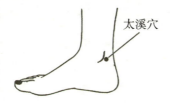
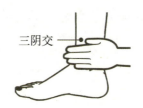

图1-3-12　穴位按摩

睡前使用阴虚质足浴包（玉竹、百合、桑叶等），取 1~2 包加入适量沸水浸泡 5 分钟，待水温降到合适时（40℃左右）开始泡脚。时间应控制在 15 分钟左右，最好不超过半小时。泡脚最好选用木盆。

足浴注意事项：

① 饭前饭后 30 分钟内及醉酒后不宜进行足浴。

② 足浴包应外用，禁止口服，孕妇禁用。

③ 皮肤有溃烂未愈、出血、容易过敏者禁用。

④ 足浴不能代替药物。

（六）灸法调理

可以灸太溪、三阴交，也可以根据自己的一些症状和反应部位来选择局部捻灸灸法调理。阴虚体质的人做艾灸，建议 2~3 天做一次。

（七）茶饮调理

配合饮用阴虚质九体草本茶。

配方：玉竹、麦冬、百合等。

（八）药膳调理

配合体质药膳之玉竹老鸭药膳茶包。

配方：百合、银耳、桑椹、乌梅、莲子、枸杞子、甘草、人参、玉竹等。

如有糖尿病、痛风者，建议遵医嘱。

（九）膏方调理

配合九体草本膏之阴虚膏。

配方：黄明胶、玉竹、百合、麦芽、桑叶、银耳、山药、佛手、槐花、桑椹、阿胶、香橼、淡竹叶、黑芝麻、枸杞子、金银花、人参等。

五、阳虚质

（一）情志调理

宜保持积极向上的心态，正确对待生活中的不利事件，及时调节自己的消极情绪。宜欣赏激昂、高亢、豪迈的音乐，如《黄河大合唱》等。

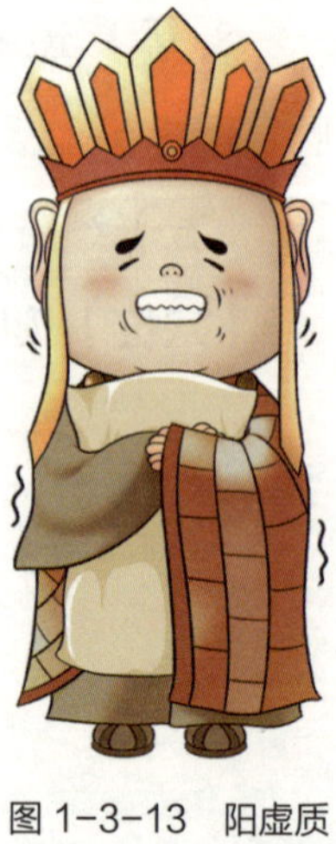

（二）营养调理

宜选用甘温补脾阳、温肾阳为主的食物，如羊肉、鸡肉、

图 1-3-13　阳虚质

带鱼、黄鳝、虾、刀豆、韭菜、茴香、核桃、栗子、腰果、松子、红茶、生姜等。少食生冷、苦寒、黏腻食物，如田螺、螃蟹、海带、紫菜、芹菜、苦瓜、冬瓜、西瓜、香蕉、柿子、甘蔗、梨、绿豆、蚕豆、绿茶、冰冻饮料等。即使在盛夏也不要过食寒凉之品。

配合阳虚质九体食养粉和九体五谷粉。

阳虚质九体食养粉：核桃仁、芡实、燕麦、莲子、枸杞、山药、黑豆、陈皮、麦芽等。

阳虚质九体五谷粉：黑米粉、黑豆粉、燕麦粉、血糯米粉、高粱粉等。

如有糖尿病、痛风者，建议遵医嘱。

（三）起居调理

居住环境以温和的暖色调为宜，不宜在阴暗、潮湿、寒冷的环境下长期工作和生活。平时要注意腰部、背部和下肢保暖。白天保持一定的活动量，避免打盹瞌睡。睡前尽量不要饮水，要将小便排净。

阳虚质（温阳）养生香薰（精油）配方：肉桂＋生姜＋艾草。

（四）运动调理

站桩功法——太极抱球站桩功

【功法讲解】

1. 早晨面向东面（朝阳），晚上面向北面（北极星），下午不能面向西方。

2. 双手掌心向内，呈抱球状，沉肘，双手不能高于肩。

3. 身体正直，两肩放松。

4. 两脚分开与肩同宽，微微下蹲，膝盖微曲不要超过脚尖。

5. 两目前视，眼睛似睁非睁，似合非合。

6. 舌顶上腭，默念："啊（a）—哂（xi）—嘘（xu）—吹（chui）"。默念时不发出声音，"啊（a）—哂（xi）—嘘（xu）—吹（chui）"配合呼吸节奏"呼—吸—呼—吸"。

7. 站桩过程中要做到意念集中，思想清净，抛

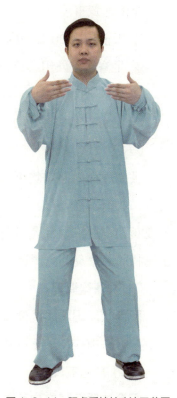

图 1-3-14　阳虚质站桩功法示范图

弃一想杂念。

8.每天至少坚持 30 分钟,第二、第三天感觉小腿发沉,第四、第五天感觉脚底发沉,第七天清气上升至头顶百会穴,浊气下降至足底涌泉穴。

(五)经络调理

【穴位】按摩关元穴、命门穴。

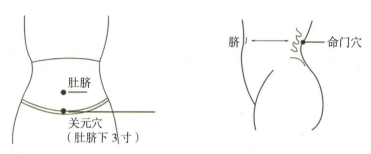

图 1-3-15　穴位按摩

睡前使用阳虚质足浴包(肉桂、花椒、干姜等),取 1~2 包加入适量沸水浸泡 5 分钟,待水温降到合适时(40℃左右)开始泡脚。时间应控制在 15 分钟左右,最好不超过半小时。泡脚最好选用木盆。

足浴注意事项:

① 饭前饭后 30 分钟内及醉酒后不宜进行足浴。

② 足浴包应外用,禁止口服,孕妇禁用。

③ 皮肤有溃烂未愈、出血、容易过敏者禁用。

④ 足浴不能代替药物。

(六)灸法调理

关元、命门两穴均可采用艾条温和灸,增加益气的作用。点燃艾条或借助温灸盒,对穴位进行温灸,每次 10 分钟。艾条灸点燃端要与皮肤保持 2~3 cm 的距离,不要烫伤皮肤。温和灸可每周操作 1 次。也可以根据自己的一些症状和反应部位来选择局部捻灸灸法调理。

(七)茶饮调理

配合饮用阳虚质九体草本茶。

配方:肉桂、干姜、益智仁等。

(八)药膳调理

配合体质药膳之虫草羊肉药膳茶包。

配方：蛹虫草、枸杞、山药、红枣、莲子、干姜、甘草、人参等。

如有糖尿病、痛风者，建议遵医嘱。

（九）膏方调理

配合九体草本膏之阳虚膏。

配方：黄明胶、大枣、山药、麦芽、黄精、龙眼肉、山楂、佛手、益智仁、阿胶、人参、干姜、肉桂、肉豆蔻、甘草、覆盆子、芡实、核桃仁等。

六、痰湿质

（一）情志调理

宜多参加社会活动，培养广泛的兴趣爱好。宜欣赏激进、振奋的音乐，如二胡曲《赛马》等。

（二）营养调理

宜选用健脾助运、祛湿化痰的食物，如冬瓜、白萝卜、薏苡仁、赤小豆、荷叶、山楂、生姜、荠菜、紫菜、海带、鲫鱼、鲤鱼、鲈鱼、文蛤等。少食肥、甜、油、黏（腻）的食物。

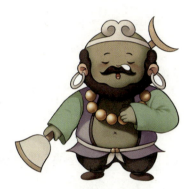

图 1-3-16 痰湿质

配合痰湿质九体食养粉和九体五谷粉。

痰湿质九体食养粉：茯苓、薏苡仁、燕麦、荷叶、陈皮、麦芽、赤小豆等。

痰湿质九体五谷粉：赤小豆粉、薏仁粉、糙米粉、玉米粉、燕麦粉等。

如有糖尿病、痛风者，建议遵医嘱。

（三）起居调理

居住环境宜干燥，不宜潮湿，穿衣面料以棉、麻、丝等透气散湿的天然纤维为佳，尽量保持宽松，有利于汗液蒸发，祛除体内湿气。晚上睡觉枕头不宜过高，防止打鼾加重；早睡早起，不要过于安逸，勿贪恋沙发和床榻。

痰湿质（祛湿）养生香薰（精油）配方：陈皮＋薏苡仁＋广藿香。

（四）运动调理

站桩功法——斜行站桩功

【功法讲解】

1. 早晨面向东面（朝阳），晚上面向北面（北极星），下午不能面向西方。

2. 左脚斜向前迈一大步，成弓步状，与右脚约成45°角，左膝盖不能超过左脚尖。

右膝盖向外撑，使裆部撑圆。重心在左腿。

3. 上身保持正直，两臂撑圆饱满，左膝盖将此圆弧分开，约成左三右七状。右手立掌向前，左手四指撮拢，中指外突。松肩沉肘。

4. 两目前视，眼睛似睁非睁，似合非合。

5. 舌顶上腭，默念："啊（a）—哂（xi）—嘘（xu）—吹（chui）"。默念时不发出声音，"啊（a）—哂（xi）—嘘（xu）—吹（chui）"配合呼吸节奏"呼—吸—呼—吸"。

6. 站桩过程中要做到意念集中，思想清净，抛弃一切杂念。

7. 每天至少坚持30分钟，第二、第三天感觉小腿发沉，第四、第五天感觉脚底发沉，第七天清气上升至头顶百会穴，浊气下降至足底涌泉穴。

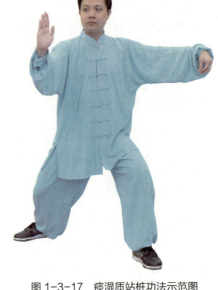

图 1-3-17　痰湿质站桩功法示范图

（五）经络调理

【穴位】按摩丰隆穴、足三里穴。

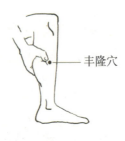
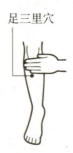

图 1-3-18　穴位按摩

睡前使用痰湿质足浴包（橘皮、藿香、薏苡仁等），取1~2包加入适量沸水浸泡5分钟，待水温降到合适时（40℃左右）开始泡脚。时间应控制在15分钟左右，最好不要超过半小时。泡脚最好选用木盆。

足浴注意事项：

① 饭前饭后30分钟内及醉酒后不宜进行足浴。

② 足浴包应外用，禁止口服，孕妇禁用。

③ 皮肤有溃烂未愈、出血、容易过敏者禁用。

④ 足浴不能代替药物。

（六）灸法调理

丰隆、足三里两穴采用温和灸的方法，距皮肤 1.5~3 cm 处艾灸，以感到艾灸处温热、舒适为度。每周灸 1~2 次，每次灸 10 分钟，灸至皮肤产生红晕为止。也可以根据自己的一些症状和反应部位来选择局部捻灸灸法调理。

（七）茶饮调理

配合饮用痰湿质九体草本茶。

配方：陈皮、荷叶、薏苡仁等。

（八）药膳调理

配合体质药膳之茯苓冬瓜药膳茶包。

配方：茯苓、薏仁、莲子、陈皮、芡实、白扁豆等。

如有糖尿病、痛风者，建议遵医嘱。

（九）膏方调理

配合九体草本膏之痰湿膏。

配方：黄明胶、茯苓、薏苡仁、陈皮、山楂、藿香、决明子、鸡内金、佛手、枸杞子、阿胶、桔梗、荷叶、人参等。

七、湿热质

（一）情志调理

宜稳定情绪，尽量避免烦恼，可选择不同形式的兴趣爱好。宜欣赏曲调悠扬的乐曲，如古筝曲《高山流水》等。

（二）营养调理

宜选用甘寒或苦寒的清利化湿食物，如绿豆（芽）、绿豆糕、绿茶、芹菜、黄瓜、苦瓜、西瓜、冬瓜、薏苡仁、赤小豆、马齿苋、藕等。少食羊肉、动物内脏等肥厚油腻之品，以及韭菜、生姜、辣椒、胡椒、花椒及火锅、烹炸、烧烤等辛温助热的食物。

配合湿热质九体食养粉和九体五谷粉。

湿热质九体食养粉：薏苡仁、荷叶、茯苓、陈皮、莲子、玉米须、燕麦等。

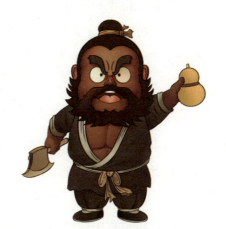

图 1-3-19　湿热质

湿热质九体五谷粉：赤小豆粉、苦荞麦粉、玉米粉、薏仁粉、燕麦粉等。

如有糖尿病、痛风者，建议遵医嘱。

（三）起居调理

居室宜干燥、通风良好，避免居处潮热，可在室内使用除湿器或空调。选择款式宽松、透气性好的天然棉、麻、丝质服装。注意个人卫生，预防皮肤病变。保持充足有规律的睡眠，睡前半小时不宜思考问题、看书或看情节紧张的视频，避免服用兴奋饮料，不宜吸烟饮酒。保持二便通畅，防止湿热积聚。

湿热质（清热）养生香薰（精油）配方：薄荷＋菊花＋荷叶。

（四）运动调理

站桩功法——揽插衣站桩功

【功法讲解】

1. 早晨面向东面（朝阳），晚上面向北面（北极星），下午不能面向西方。

2. 两脚左右分开，在同一横线上，右腿成弓步状，右膝盖不能超过右脚尖，左膝向外撑，使裆部撑圆。重心在右腿。

3. 上身保持正直，两臂撑圆饱满。右手立掌向前，位于右膝盖前上方，掌尖与鼻尖相齐，距鼻尖10寸（约30 cm），左手叉腰，左肘向前，肘尖位于左膝盖前上方。松肩沉肘。

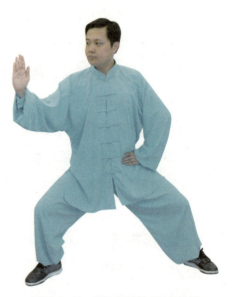

图 1-3-20　湿热质站桩功法示范图

4. 两目视右手指尖，眼睛似睁非睁，似合非合。

5. 舌顶上腭，默念："啊（a）—哂（xi）—嘘（xu）—吹（chui）"。默念时不发出声音，"啊（a）—哂（xi）—嘘（xu）—吹（chui）"配合呼吸节奏"呼—吸—呼—吸"。

6. 站桩过程中要做到意念集中，思想清净，抛弃一切杂念。

7. 每天至少坚持30分钟，第二、第三天感觉小腿发沉，第四、第五天感觉脚底发沉，第七天清气上升至头顶百会穴，浊气下降至足底涌泉穴。

（五）经络调理

【穴位】按摩支沟穴、阴陵泉穴。

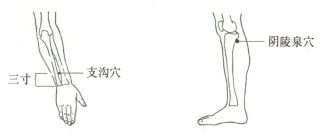

图 1-3-21　穴位按摩

睡前使用湿热质足浴包（薏苡仁、荷叶、蒲公英等），取 1~2 包加入适量沸水浸泡 5 分钟，待水温降到合适时（40℃左右）开始泡脚。时间应控制在 15 分钟左右，最好不要超过半小时。泡脚最好选用木盆。

足浴注意事项：

① 饭前饭后 30 分钟内及醉酒后不宜进行足浴。

② 足浴包外用，禁止口服，孕妇禁用。

③ 皮肤有溃烂未愈、出血、容易过敏者禁用。

④ 足浴不能代替药物。

（六）灸法调理

支沟、阴陵泉两穴采用温和灸的方法，距皮肤 1.5~3 cm 处艾灸，以感到艾灸处温热、舒适为度。每周灸 1~2 次，每次灸 10 分钟，灸至皮肤产生红晕为止。也可以根据自己的一些症状和反应部位来选择局部艾灸。

（七）茶饮调理

配合饮用湿热质九体草本茶。

配方：荷叶、薏苡仁、菊花等。

（八）药膳调理

配合体质药膳之薏仁海带药膳茶包。

配方：生薏仁、绿豆、莲子、荷叶等。

如有糖尿病、痛风者，建议遵医嘱。

（九）膏方调理

配合九体草本膏之湿热膏。

配方：黄明胶、蒲公英、薏苡仁、茯苓、山楂、藿香、槐花、陈皮、决明子、佛手、鸡内金、枸杞子、阿胶、荷叶、人参、金银花等。

八、血瘀质

（一）情志调理

遇事宜沉稳，努力克服浮躁情绪。宜欣赏流畅抒情的音乐，如《春江花月夜》等。

（二）营养调理

宜选用具有调畅气血作用的食物，如生山楂、醋、玫瑰花、桃仁（花）、黑豆、油菜等。少食收涩、寒凉、冰冻之物，如乌梅、柿子、石榴、苦瓜、花生米，以及高脂肪、高胆固醇、油腻食物，如蛋黄、虾、猪头肉、猪脑、奶酪等。还可少量饮用葡萄酒、糯米甜酒，但高血压和冠心病等患者不宜饮用。女性月经期间慎用活血类食物。

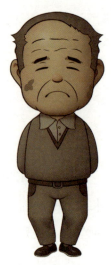

图1-3-22 血瘀质

配合血瘀质九体食养粉和九体五谷粉。

血瘀质九体食养粉：沙棘、麦芽、山楂、桃仁、茯苓、陈皮、葛根、燕麦、赤小豆等。

血瘀质九体五谷粉：赤小豆粉、红香米粉、燕麦粉、小麦粉、玉米粉等。

如有糖尿病、痛风者，建议遵医嘱。

（三）起居调理

居室宜温暖舒适，不宜在阴暗、寒冷的环境中长期工作和生活。衣着宜宽松，注意保暖，保持大便通畅。不宜贪图安逸，宜在阳光充足的时候进行户外活动。避免长时间久坐、打麻将、看电视等。

血瘀质（活血）养生香薰（精油）配方：玫瑰＋红花＋桂花。

（四）运动调理

站桩功法——抱头推山站桩功

【功法讲解】

1. 早晨面向东面（朝阳），晚上面向北面（北极星），下午不能面向西方。

2. 两脚左右分开，在同一横线上，左腿成弓步状，左膝盖不能超过左脚尖，右腿蹬直。重心在左腿。

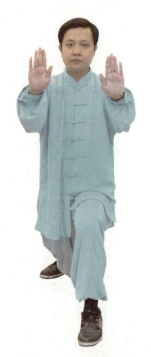

图1-3-23 血瘀质站桩功法示范图

3. 上身保持正直，两臂伸直，双手立掌前推。掌尖与鼻尖相齐，距鼻尖10寸（约30 cm）。松肩沉肘。

4. 两目前视，眼睛似睁非睁，似合非合。

5. 舌顶上腭，默念："啊（a）—哂（xi）—嘘（xu）—吹（chui）"。默念时不发出声音，"啊（a）—哂（xi）—嘘（xu）—吹（chui）"配合呼吸节奏"呼—吸—呼—吸"。

6. 站桩过程中要做到意念集中，思想清净，抛弃一切杂念。

7. 每天至少坚持30分钟，第二、第三天感觉小腿发沉，第四、第五天感觉脚底发沉，第七天清气上升至头顶百会穴，浊气下降至足底涌泉穴。

（五）经络调理

【穴位】按摩期门穴、血海穴。

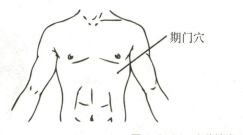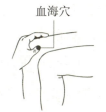

图 1-3-24　穴位按摩

睡前使用血瘀质足浴包（山楂、桃仁、重瓣红玫瑰等），取1~2包加入适量沸水浸泡5分钟，待水温降到合适时（40℃左右）开始泡脚。时间应控制在15分钟左右，最好不超过半小时。泡脚最好选用木盆。

足浴注意事项：

① 饭前饭后30分钟内及醉酒后不宜进行足浴。

② 足浴包外用，禁止口服，孕妇禁用。

③ 皮肤有溃烂未愈、出血、容易过敏者禁用。

④ 足浴不能代替药物。

（六）灸法调理

采用温和灸的方法，距皮肤1.5~3 cm处艾灸，以感到艾灸处温热、舒适为度。每周灸1~2次，每次灸10分钟，灸至皮肤产生红晕为止。也可以根据自己的一些症状和反应部位来选择局部捻灸灸法调理。

（七）茶饮调理

配合饮用血瘀质九体草本茶。

配方：玫瑰花、沙棘、桃仁等。

（八）药膳调理

配合体质药膳之沙棘牛肉药膳茶包。

配方：沙棘、山药、莲子、山楂、人参、陈皮、生甘草、茯苓、桃仁等。

如有糖尿病、痛风后，建议遵医嘱。

（九）膏方调理

配合九体草本膏之血瘀膏。

配方：黄明胶、葛根、山楂、麦芽、银耳、桃仁、沙棘、赤小豆、重瓣红玫瑰、陈皮、茯苓、枸杞子、阿胶、人参、薤白、莲子等。

九、气郁质

（一）情志调理

宜乐观开朗，多与他人相处，不苛求自己也不苛求他人。如心境抑郁不能排解时，要积极寻找原因，及时向朋友倾诉。宜欣赏节奏欢快、旋律优美的乐曲如《金蛇狂舞》等，还适宜看喜剧、励志剧，以及轻松愉悦的相声表演。

（二）营养调理

宜选用具有理气解郁作用的食物，如黄花菜、菊花、玫瑰花、茉莉花、大麦、金橘、柑橘、柚子等。少食收敛酸涩的食物，如石榴、乌梅、青梅、杨梅、草莓、杨桃、酸枣、李子、柠檬、南瓜、泡菜等。

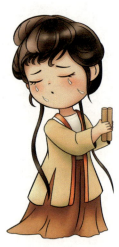

图1-3-25 气郁质

配合气郁质九体食养粉和九体五谷粉。

气郁质九体食养粉：百合、陈皮、麦芽、燕麦、红枣、莲子、枸杞、黄花菜等。

气郁质九体五谷粉：燕麦粉、小麦粉、小米粉、玉米粉、青稞粉等。

如有糖尿病、痛风者，建议遵医嘱。

（三）起居调理

尽量增加户外活动和社交，防止一人独处时心生凄凉。居室保持安静，宜宽敞、明亮。平日保持有规律的睡眠，睡前避免饮用茶、咖啡等饮料。衣着宜柔软、透气、舒适。

气郁质（解郁）养生香薰（精油）配方：玫瑰+柑橘+沉香。

（四）运动调理

站桩功法——丹变站桩功

【功法讲解】

1. 早晨面向东面（朝阳），晚上面向北面（北极星），下午不能面向西方。

2. 两脚左右分开，在同一横线上，左腿成弓步状，左膝盖不能超过左脚尖，右膝向外撑，使裆部撑圆。重心在左腿。

3. 上身保持正直，两臂撑圆饱满。左手立掌向前，位于左膝盖前上方，掌尖与鼻尖相齐，距鼻尖10寸（约30 cm），右手四指撮拢，中指外突，位于右膝盖前上方。松肩沉肘。

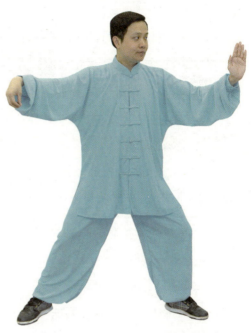

图 1-3-26　气郁质站桩功法示范图

4. 两目视左手指尖，眼睛似睁非睁，似合非合。

5. 舌顶上腭，默念："啊（a）—哂（xi）—嘘（xu）—吹（chui）"。默念时不发出声音，"啊（a）—哂（xi）—嘘（xu）—吹（chui）"配合呼吸节奏"呼—吸—呼—吸"。

6. 站桩过程中要做到意念集中，思想清净，抛弃一切杂念。

7. 每天至少坚持30分钟，第二、第三天感觉小腿发沉，第四、第五天感觉脚底发沉，第七天清气上升至头顶百会穴，浊气下降至足底涌泉穴。

（五）经络调理

【穴位】按摩合谷穴、太冲穴。

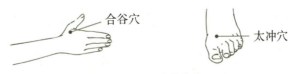

图 1-3-27　穴位按摩

睡前使用气郁质足浴包（百合、麦芽、酸枣仁等），取 1~2 包加入适量沸水浸泡 5 分钟，待水温降到合适时（40℃左右）开始泡脚。时间应控制在 15 分钟左右，最好不超过半小时。泡脚最好选用木盆。

足浴注意事项：

① 饭前饭后 30 分钟内及醉酒后不宜进行足浴。

② 足浴包应外用，禁止口服，孕妇禁用。

③ 皮肤有溃烂未愈、出血、容易过敏者禁用。

④ 足浴不能代替药物。

（六）灸法调理

合谷、太冲两穴均可采用艾条温和灸，点燃艾条或借助温灸盒，对穴位进行温灸，每次 10 分钟。艾条温和灸点燃端要与皮肤保持 2~3 cm 的距离，不要烫伤皮肤。也可以根据自己的一些症状和反应部位来选择局部进行捻灸灸法调理。

（七）茶饮调理

配合饮用气郁质九体草本茶。

配方：佛手、玫瑰花、百合等。

（八）药膳调理

配合体质药膳之百合乌鱼药膳茶包。

配方：黄花菜、莲子、百合、陈皮、大枣、枸杞、人参等。

如有糖尿病、痛风者，建议遵医嘱。

（九）膏方调理

配合九体草本膏之气郁膏。

配方：黄明胶、麦芽、百合、茯苓、银耳、陈皮、山楂、佛手、香橼、阿胶、枸杞子、重瓣红玫瑰、莲子、代代花、人参等。

第二章

实验研究

血瘀质膏对肺结节、肺癌的功效评价实验

第一节 实验概述

一、研究背景

肺癌、肺结节发生的核心要素之一是体质偏颇，以血瘀质为其代表性体质。由中国中医科学院、北京中医药大学、南京中医药大学、成都中医药大学等一流高等院校的专家教授团队，经过十余年的科研攻关，以中医整体观念和辨证论治为原则，根据中医体质学说、药食同源理论，集合南北中医院校科研实力与国内知名三甲医院一线的临床优势，总结历代经典名方与体质相关的内容，并经过反复临床实践，以精选出的中医经典名方方义为基础，精选道地药食同源的药材，依据经典名方，古法熬制，面向社会推出了血瘀质膏方产品，目前已被市场广泛接受与认可。

血瘀质膏以清代王清任《医林改错》中的经典名方"血府逐瘀汤""补阳还五汤"为基础方义，由人参、桃仁、沙棘、赤小豆、阿胶、黄明胶等药食同源物品组成，依法熬制成膏。从扶正、纠偏、祛邪、调味四个方面进行组方配伍。

扶正方面，人参补气，黄明胶养血，阿胶、银耳滋阴，枸杞子、莲子填精；纠偏方面，赤小豆祛湿，薤白散寒；祛邪方面，生麦芽理气，桃仁、葛根、玫瑰花化瘀，茯苓化饮，陈皮消痰，山楂、沙棘除积；辅料用低聚异麦芽糖调味。

《素问·刺法论》提出："正气存内，邪不可干。"本方人参与黄明胶补气养血，扶助后天之本以扶正祛邪，共为君药；阴血相生，精血同源，阿胶与银耳养阴，枸杞子与莲子填精，扶助后天之本，以滋化源，共为臣药；桃仁、葛根、玫瑰花活血化瘀，缓中补虚；生麦芽疏肝理气，气行则血行；茯苓化饮，陈皮化痰，山楂、沙棘消积滞，以解除痰饮瘀滞互结为患，共为佐药；赤小豆祛湿活血，薤白通阳散寒，低聚异麦芽糖健脾胃、纠苦味、赋型质，改善口感且无升糖之忧，更容易被大众所接受，共为使药。

中医传统剂型有丸、散、膏、丹、酒、露、汤、锭等，选择膏方，因其更适合长期的体质调理，因为体质不是一朝一夕形成的，所以调理起来必须选择让患者能长期坚持的方案，膏方作为传统滋补剂型便是首选。

方案兼顾了食物的安全性，同时又在膏方这种浓缩剂型下提高了疗效，方便长期服用，且无明显的毒副作用。由于膏剂具有较高的稠度，故而其具备有效成分含量高、吸收迅速、作用长期持久、疗效切实等一系列优点。其有效成分通过药物的归经作用而调理机体阴阳平衡、扶正固本、改善体质，从根本上全方位针对血瘀体质的病机特点而发挥疗效，从而达到调理和保健的作用，具有较好的应用前景和社会及经济价值。

二、研究内容

血瘀质膏对肺结节、肺癌的功效评价。

三、研究目的

血瘀质膏由葛根、山楂、麦芽、银耳、桃仁、沙棘、赤小豆、重瓣红玫瑰、陈皮、茯苓、枸杞子、阿胶、人参（人工种植）、薤白、莲子、黄明胶、低聚异麦芽糖组成，对血瘀体质具有较好的改善作用。使用中发现其对肺癌、肺结节具有抑制或改善作用，基于上述事实，研究组开展血瘀质膏对肺结节、肺癌的功效评价研究，为血瘀质膏的临床应用提供药理学依据和参考。

四、研究结果

本研究从细胞、血清药理学两个层面对血瘀质膏对肺癌、肺结节的功效进行了评价，初步证明血瘀质膏可以抑制肺癌细胞的增殖，其对 A549 细胞 IC50 为 116.2 mg/mL；对 Lewis 细胞 IC50 为 173 mg/mL。血瘀质膏低剂量、高剂量含药血清作用 24 小时和 48 小时后可抑制 Lewis 细胞的增殖。

血瘀质膏可改善小鼠 Lewis 肺癌的血清指标超氧化物歧化酶（SOD）、谷胱甘肽过氧化物酶（GSH-Px）、过氧化氢酶（CAT）、己糖激酶 2（HK2）、磷酸果糖激酶（PFK）、丙二醛（MDA）、葡萄糖转运蛋白 1（GLUT1）和丙酮酸激酶（PK），其中高剂量效果最佳。

通过 HE 染色观察小鼠肺组织病理形态学，判断血瘀质膏是否能抑制肿瘤细胞的生长，结果表明，血瘀质膏抑制肿瘤细胞 LLC 在 Lewis 小鼠体内的生长，肺癌小鼠荧光成像结果也证明了这一点。

第二节　实验材料

一、受试药物

固正保和九体草本膏（产品批号：230426，四川固正保和健康管理有限责任公司）。

二、仪器

BioTek Synergy H1 多功能微孔板检测仪（安捷伦）；QX200™ Droplet Digital™ PCR System（Bio-RAD）。

第三节　实验方法

一、对肺结节、肺癌细胞增殖的影响

分别将人和小鼠肺结节肺癌 A549 细胞、Lewis 细胞用含 10% FBS 的 RPMI 培养基中，置于 37℃、5%CO_2 饱和湿度条件下培养，待细胞生长至 70%~80% 时用胰蛋白酶消化后传代。将处于对数生长期的肿瘤细胞置于 96 孔板中孵育 12 小时，待细胞贴壁后，用 6~8 个不同浓度血瘀质膏处理细胞 24、48、72 小时，阴性对照组为培养基培养的 A549、Lewis 细胞，用 CCK-8 法检测细胞增殖情况。

二、对肺结节、肺癌细胞增殖的影响（血清药理学）

参照中药血清药理学研究方法，将大鼠随机分为空白对照组（15 只）、血瘀质膏高剂量组（5 只）、血瘀质膏低剂量组（5 只）、环磷酰胺对照组（5 只）。空白

对照组灌胃等体积生理盐水，连续灌胃7日，末次灌胃1小时后无菌条件下取血并分离血清过滤除菌。将处于对数生长期的A549细胞、Lewis细胞分成5组。正常对照组：10%正常培养用血清+RPMI-1640培养基；空白血清组：10%空白血清+RPMI-1640培养基；阳性对照组：10%环磷酰胺组血清+RPMI-1640培养基；血瘀质膏低剂量组：10%低剂量组含药血清+RPMI-1640培养基；血瘀质膏高剂量组：10%高剂量组含药血清+RPMI-1640培养基处理细胞24、48、72小时，用CCK-8法检测细胞增殖情况。

三、血瘀质膏对小鼠肺癌的药效评价

采用Lewis肺癌小鼠模型，通过检测多项血清生化指标、观察组织形态学、小鼠活体成像，评价血瘀质膏对肺癌的缓解作用。

1. 实验动物、分组及模型构建

实验选用C57BL/6雄性小鼠72只（体重20 g±2 g），将其饲养在室温25℃±1℃，相对湿度60%，12小时昼夜正常交替的环境下，可以自由摄取食物和水。根据体重将小鼠随机分为6组，每组12只分别为空白组、模型组、阳性药环磷酰胺Cytoxan（0.2 mL/10g）组、血瘀质膏低、中、高剂量（0.2、0.4、0.8 mL/10 g）组。

造模方法：将C57小鼠麻醉后，右侧卧位置于操作台上，对小鼠左腋下剃毛并用75%乙醇消毒，在左腋前线肋弓上缘约1.5 cm处作一个5 mm大小的切口，分离皮肤及皮下组织，暴露胸壁，至能看到粉红色肺叶随呼吸上下活动为止，将50μL含有肿瘤细胞（每只小鼠接种10^6个细胞）的无血清培养基（或PBS）悬液和50μL基质胶Matri gel混匀后放于冰上，用微量进样器垂直注射于左肺，进针深度约3 mm，注射后停针20秒，拔针后缝合切口1~2针即可。

使用的细胞系：鼠源LLC（Lewis）-luc细胞（小鼠肺癌细胞-荧光素酶标记），货号LZQ0009，上海中乔新舟公司，用含10%胎牛血清的DMEM培养基培养。

给药方法：造模成功后血瘀质膏低、中、高剂量组按照0.2 mL/10 g、0.4 mL/10 g、0.8 mL/10 g灌胃，每日1次；阳性组隔日腹腔注射环磷酰胺0.2 mL/10 g；模型组给予等体积蒸馏水，给药周期为14天。

2. 血清生化指标检测

末次给药24小时后，摘除眼球取血，4℃下静置30分钟后3 500 r/min离心

10分钟，上清，保存于-80℃待测。本项目检测的血清生化指标包括：超氧化物歧化酶（SOD）、谷胱甘肽过氧化物酶（GSH-Px）、过氧化氢酶（CAT）、已糖激酶2（HK2）、磷酸果糖激酶（PFK）、丙二醛（MDA）、葡萄糖转运蛋白1（GLUT1）以及丙酮酸激酶（PK）。

3. 组织形态学观察

小鼠处死后，取肺（1叶）经甲醛固定，石蜡包埋，HE染色，光镜观察脏器形态学变化（每组 $n=3$）；其余的肺组织冻存备用。

4. 统计分析

数据采用Graphpad prism5.0软件进行分析，数据以均值±标准差表示，组间比较用单因素方差分析（One-WayANOVA）。* 表示 $p<0.05$，** 表示 $p<0.01$，*** 表示 $p<0.001$，**** 表示 $p<0.0001$，ns 表示无显著性差异。

第四节　实验结果

一、对肺结节、肺癌细胞增殖的影响

1. 第一次实验：血瘀质膏最大浓度（200 μg/mL）

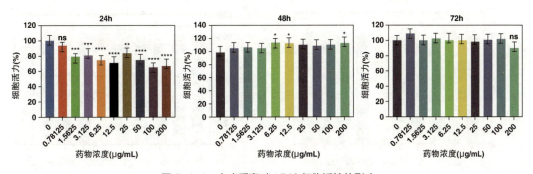

图 2-4-1　血瘀质膏对 A549 细胞活性的影响

由图 2-4-1 所示，血瘀质膏浓度为 1.5625~200 μg/mL 时，作用于 A549 细胞 24 小时，可一定程度抑制其细胞活性；血瘀质膏作用于 A549 细胞 48 和 72 小时均未对该细胞的活性产生抑制效果。

由图 2-4-2 所示，血瘀质膏（所有浓度），作用于 Lewis 细胞 24、48、72 小时，均未对该细胞的活性产生抑制效果。

小结：由于相对于 24 小时，基于 A549、Lewis 细胞两种细胞系，延长血瘀质膏的作用时间均未观察到对肿瘤细胞活性的抑制作用，后续实验重点考察基于两种细胞系，提高血瘀质膏的作用浓度作用 24 小时后对肺癌细胞活性的抑制作用。

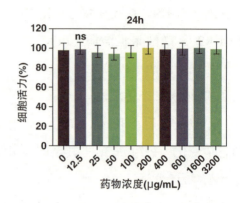

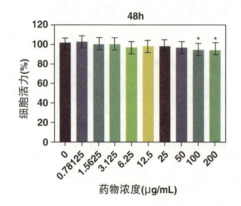

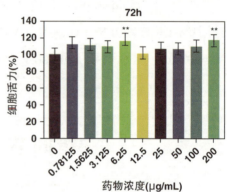

图 2-4-2　血瘀质膏对 Lewis 细胞活性的影响

2. 第二次实验：血瘀质膏最大浓度（3.2 mg/mL）

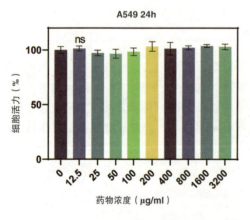

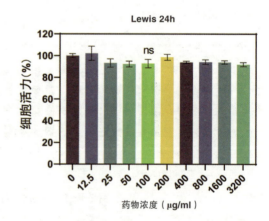

图 2-4-3　血瘀质膏对 A549 和 Lewis 细胞活性的影响

由图 2-4-3 所示，血瘀质膏（所有浓度），作用于 A549 和 Lewis 细胞 24 小时，未对该细胞的活性产生抑制效果。由于作用 24 小时，基于 A549、Lewis 细胞两种细胞系，均未观察到血瘀质膏对肺癌细胞活性的抑制作用，后续继续提高血瘀质膏的作用浓度。

3. 第三次实验：血瘀质膏最大浓度（200 mg/mL）

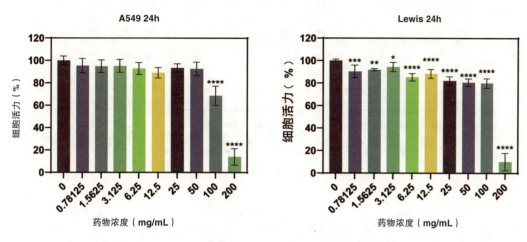

图 2-4-4　血瘀质膏对 A549 和 Lewis 细胞活性的影响

由图 2-4-4 所示，血瘀质膏浓度在 100~200 mg/mL 时，作用于 A549 和 Lewis 细胞 24 小时有明显的抑制作用（$p<0.05$），计算 IC50，结果如图 2-4-5。

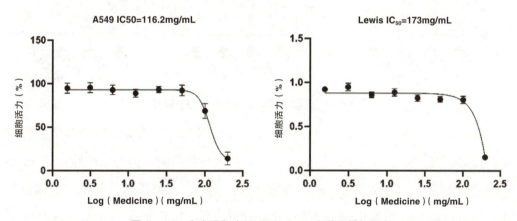

图 2-4-5　血瘀质膏对 A549 和 Lewis 细胞活性的影响

经计算，血瘀质膏对 A549 细胞 IC50 为 116.2 mg/mL，对 Lewis 细胞 IC50 为 173 mg/mL。

二、对肺结节、肺癌细胞增殖的影响（血清药理学）

1. 第一次实验

由图 2-4-6 所示，与空白组相比，血瘀质膏低剂量、高剂量以及环磷酰胺作用于 A549 细胞 24、48、72 小时，均未对该细胞的活性产生明显影响。

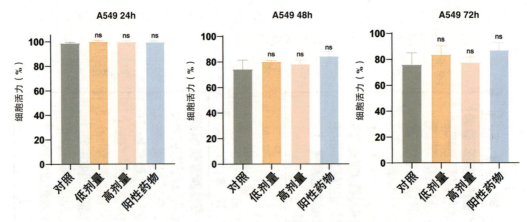

图 2-4-6　含药血清对 A549 细胞活性的影响

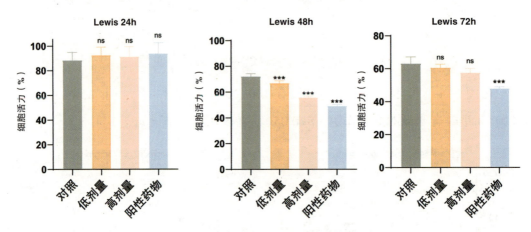

图 2-4-7　含药血清对 Lewis 细胞活性的影响

由图 2-4-7 所示，与空白组相比，血瘀质膏低剂量、高剂量以及环磷酰胺作用于 Lewis 细胞 24 小时，未对该细胞的活性产生显著影响；但环磷酰胺作用 48 小时和 72 小时后均可有效抑制 Lewis 细胞活性；此外，血瘀质膏低剂量、高剂量作用于 Lewis 细胞 48 小时后可显著抑制其细胞活性。由于含药血清 24、48、72 小时均未对 A549 细胞的活性产生抑制效果，下次实验每只鼠增加复孔观察细胞增殖情况；含药血清作用于 Lewis 细胞 48 小时和 72 小时有一定影响，下次重复实验观察 24 小时是否有作用。

2. 第二次实验（每只鼠多设置 2 个复孔）

由图 2-4-8 所示，与空白组相比，血瘀质膏低剂量、高剂量以及环磷酰胺作用于 A549 细胞 24、48、72 小时，均未对该细胞的活性产生明显影响。

由图 2-4-9 所示，与空白组相比，血瘀质膏低剂量、高剂量以及环磷酰胺，作用于 Lewis 细胞 72 小时，未对该细胞的活性产生抑制效果；24 小时和 48 小时数据

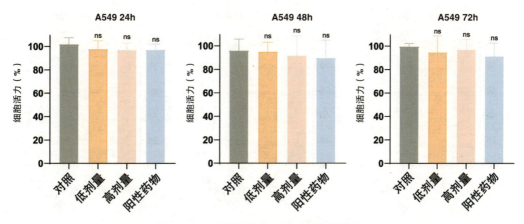

图 2-4-8　含药血清对 A549 细胞活性的影响

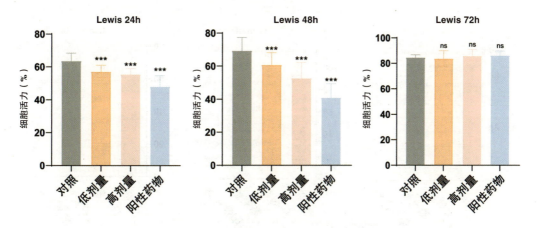

图 2-4-9　含药血清对 Lewis 细胞活性的影响

显示，血瘀质膏低剂量、高剂量以及环磷酰胺均可显著抑制 Lewis 细胞的活性。

由于含药血清 24、48、72 小时均未对 A549 细胞的活性产生抑制效果，下次实验更换另一株 A549 细胞检测不同组别含药血清对其细胞活性的影响；血瘀质膏低剂量、高剂量以及环磷酰胺含药血清 Lewis 细胞对 24 小时和 48 小时有一定影响，72 小时镜下观察细胞凋亡较多，故未显示出差异。

3. 第三次实验（更换另一株 A549）

由图 2-4-10 所示，与空白组相比，血瘀质膏低剂量、高剂量以及环磷酰胺作用于 A549 细胞 24、48、72 小时，均未对该细胞的活性产生抑制效果。

由图 2-4-11 所示，与空白组相比，血瘀质膏低剂量、高剂量以及环磷酰胺作用于 Lewis 细胞 24 小时可显著抑制其细胞活性，环磷酰胺作用于 Lewis 细胞 48 小时可显著抑制其细胞活性，所有组别的含药血清作用于 Lewis 细胞 72 小时均未明显抑制其细胞活性。

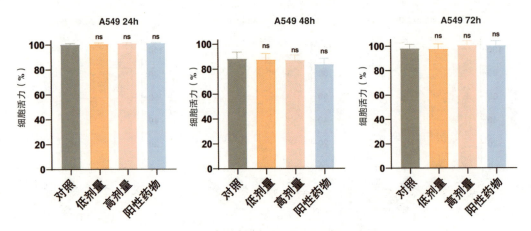

图 2-4-10　含药血清对 A549 细胞活性的影响

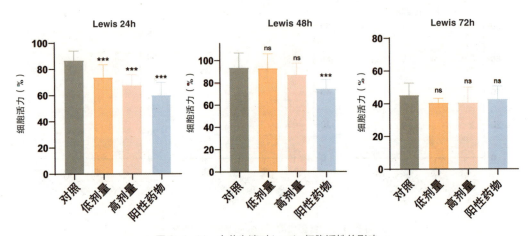

图 2-4-11　含药血清对 Lewis 细胞活性的影响

三、血瘀质膏对小鼠肺癌的药效评价

1. 肺癌相关血清指标

与正常组（Control）相比，模型组（Model）小鼠血清中过氧化氢酶（CAT）、谷胱甘肽过氧化物酶（GSH-Px）、超氧化物歧化酶（SOD）水平均显著降低（$p<0.001$）；磷酸果糖激酶（PFK）、葡萄糖转运蛋白 1（GLUT1）、己糖激酶 2（HK2）、丙二醛（MDA），以及丙酮酸激酶（PK）水平显著升高（$p<0.001$），提示造模成功；与模型组相比，血瘀质膏低、中、高剂量可不同程度使 CAT、GSH-Px、SOD 的含量升高，使 PFK、GLUT1、HK2、MDA 以及 PK 含量降低，其中高剂量效果最佳（$p<0.001$，图 2-4-12），提示：血瘀质膏对小鼠 Lewis 肺癌有一定的改善作用。

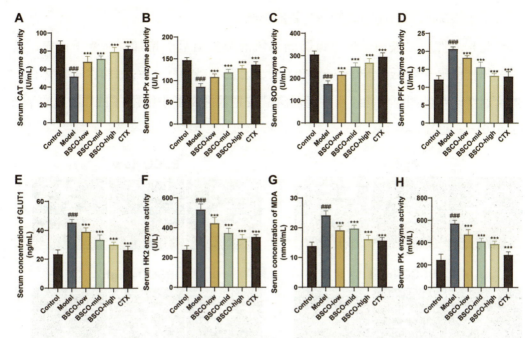

图 2-4-12　血瘀质膏对小鼠 Lewis 肺癌血清指标的影响

（$n=6$，数据以均数 ± 标准差表示，# 表示 $p<0.05$，### 表示 $p<0.001$ vs.Control；* 表示 $p<0.05$，** 表示 $p<0.01$，*** 表示 $p<0.001$ vs.Model）

2. 对 Lewis 肺癌小鼠肺组织病理形态的影响

HE 染色结果显示，模型组小鼠肺组织可见细胞边缘模糊，胞核较大且异型，细胞排列紊乱并伴随部分肺泡破裂；与模型组相比，血瘀质膏低、中、高剂量组肺组织呈不同程度的细胞坏死伴出血，肺组织结构损伤有所改善；阳性药物环磷酰胺组细胞局部坏死伴轻度出血，可见少量坏死细胞碎片（图 2-4-13）。

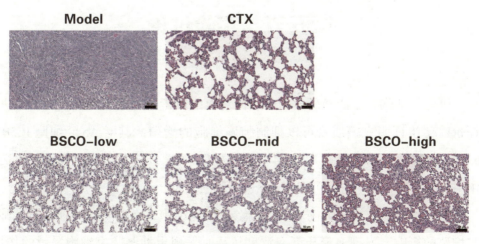

图 2-4-13　血瘀质膏对 Lewis 肺癌小鼠肺组织病理形态的影响（HE,×200）

3. 血瘀质膏对各组小鼠肿瘤生长的影响

荧光成像结果表明,模型组肺癌小鼠的荧光值显著增加,而给予血瘀质膏后,荧光值显著降低($p<0.05$,$p<0.01$),表明其减缓了 LLC 细胞在小鼠体内的生长速度;与模型组相比,阳性药环磷酰胺显著抑制了小鼠体内 LLC 细胞的生长($p<0.01$),见图 2-4-14。

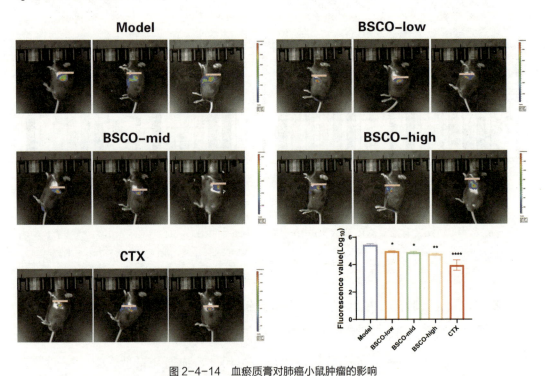

图 2-4-14　血瘀质膏对肺癌小鼠肿瘤的影响

(数据以均值 ± 标准差表示;* 表示 $p<0.05$,** 表示 $p<0.01$,**** 表示 $p<0.0001$ vs.Model, $n=6$)

第五节　实验讨论

本研究从细胞、血清药理学两个层面对血瘀质膏对肺癌、肺结节的功效进行了评价,初步证明血瘀质膏可以抑制肺癌细胞的增殖,其对 A549 细胞 IC50 为 116.2 mg/mL,对 Lewis 细胞 IC50 为 173 mg/mL。血瘀质膏低剂量、高剂量含药血清作用 24 小时和 48 小时后可抑制 Lewis 细胞的增殖。

基于人和小鼠肺结节肺癌 A549 细胞、Lewis 细胞,血瘀质膏对肺结节、肺癌细胞增殖的影响,发现血瘀质膏在浓度较高时呈现出抑制肺癌细胞增殖的作用,其对 A549 细胞 IC50 为 116.2 mg/mL，对 Lewis 细胞 IC50 为 173 mg/mL。

分别基于 A549 和 Lewis 细胞株开展三次实验探究不同含药血清对肺癌细胞增殖活性的影响，发现血瘀质膏低剂量、高剂量以及环磷酰胺含药血清作用 24 小时、48 小时和 72 小时后对 A549 细胞增殖情况均无显著影响；血瘀质膏低剂量、高剂量以及环磷酰胺含药血清作用 24 小时和 48 小时后可抑制 Lewis 细胞的增殖。

血瘀质膏低剂量、高剂量含药血清作用 24 小时、48 小时可显著抑制 Lewis 细胞增殖，且高剂量的效果更佳。但是血瘀质膏低剂量、高剂量以及环磷酰胺含药血清作用 24 小时、48 小时和 72 小时后对不同 A549 细胞株的增殖情况均无显著影响。提示相对于 A549 细胞（腺癌人肺泡基底上皮细胞，一种广泛使用的人肺腺癌细胞系），Lewis 细胞（小鼠 Lewis 肺癌细胞）对于血瘀质膏低剂量、高剂量以及环磷酰胺含药血清的敏感度更高。

血瘀质膏可改善小鼠 Lewis 肺癌的血清指标超氧化物歧化酶（SOD）、谷胱甘肽过氧化物酶（GSH-Px）、过氧化氢酶（CAT）、己糖激酶 2（HK2）、磷酸果糖激酶（PFK）、丙二醛（MDA）、葡萄糖转运蛋白 1（GLUT1）和丙酮酸激酶（PK），其中高剂量效果最佳。

通过 HE 染色观察小鼠肺组织病理形态学，判断血瘀质膏是否能抑制肿瘤细胞的生长，结果表明，血瘀质膏抑制肿瘤细胞 LLC 在 Lewis 小鼠体内的生长，肺癌小鼠荧光成像结果也证实了这一点。

附件：中国中医科学院中药研究所研究报告

产品名称	固正保和九体草本膏 – 血瘀质		
委托单位	四川固正保和健康管理有限责任公司		
生产企业	四川固正保和健康管理有限责任公司		
产品规格	每袋 18 g	保质期	24 个月
生产日期	2023.04.27	生产批号	230426
研究内容	血瘀质膏对肺结节、肺癌的功效评价		
研究结论	本研究从细胞、血清药理学两个层面对血瘀质膏对肺结节、肺癌的功效进行了评价，初步证明血瘀质膏可以抑制肺癌细胞的增殖，其对 A549 细胞 IC50 为 116.2 mg/mL；对 Lewis 细胞 IC50 为 173 mg/mL。血瘀质膏低剂量、高剂量含药血清作用 24 小时和 48 小时后可抑制 Lewis 细胞的增殖。 基于人和小鼠肺结节、肺癌 A549 细胞、Lewis 细胞，血瘀质膏对肺结节、肺癌细胞增殖的影响，发现血瘀质膏在浓度较高时呈现出抑制肺癌细胞增殖的作用，其对 A549 细胞 IC50 为 116.2 mg/mL，对 Lewis 细胞 IC50 为 173 mg/mL。 分别基于 A549 和 Lewis 细胞株开展三次实验探究不同含药血清对肺癌细胞增殖活性的影响，血瘀质膏低剂量、高剂量含药血清作用 24 小时和 48 小时后可抑制 Lewis 细胞的增殖。 血瘀质膏低剂量、高剂量含药血清作用 24 小时、48 小时可显著抑制 Lewis 细胞增殖，且高剂量的效果更佳。相对于 A549 细胞（腺癌人肺泡基底上皮细胞，一种广泛使用的人肺腺癌细胞系），Lewis 细胞（小鼠 Lewis 肺癌细胞）对于血瘀质膏低剂量、高剂量含药血清的敏感度更高。 血瘀质膏可改善小鼠 Lewis 肺癌的血清指标超氧化物歧化酶（SOD）、谷胱甘肽过氧化物酶（GSH-Px）、过氧化氢酶（CAT）、己糖激酶 2（HK2）、磷酸果糖激酶（PFK）、丙二醛（MDA）、葡萄糖转运蛋白 1（GLUT1）和丙酮酸激酶（PK），其中高剂量效果最佳。 通过 HE 染色观察小鼠肺组织病理形态学，判断血瘀质膏是否能抑制肿瘤细胞的生长，结果表明，血瘀质膏抑制肿瘤细胞 LLC 在 Lewis 小鼠体内的生长，肺癌小鼠荧光成像结果也证明了这一点。		

第三章

案例研究

案例 1
湿热质兼阴虚质

（反复口干口苦，皮肤瘙痒，便秘）

姓名：蔡某某　　性别：男　　年龄：72岁　　初诊时间：2022年8月

一、主诉：反复口干口苦数年。

二、病史资料：长期嗜酒，喜吃花生米等下酒菜。后出现反复口干、口苦，晨起明显，伴有口臭；皮肤干燥瘙痒，面部油脂多；心慌，胸闷，咳嗽；睡眠一般；大便量少、干结、粘马桶，有时不成形，伴有腹部不适。舌红，舌中有裂纹，苔黄腻，舌下脉络紫黯、增粗，脉弦紧。

三、西医诊断：便秘，骨质疏松。

四、体质辨识报告

表 3-1-1　体质辨识结论图表

平和质	气虚质	阳虚质	阴虚质	痰湿质	湿热质	血瘀质	气郁质	特禀质
24	4	5	11	10	13	6	8	4

五、体质报告结论：湿热质兼阴虚质。

六、体质分析

湿热质：该患者口干、口苦，皮肤干燥、油脂多，烦躁易怒，大便粘马桶，有时不成形，伴有腹部不适。通过症状分析，考虑患者为湿热质。

阴虚质：该患者咳嗽，心慌，胸闷，大便量少、干结，舌红有裂纹。通过症状分析并结合诊断，考虑患者为阴虚质。

七、调体方案

早空腹：湿热质膏方。

晚睡前：阴虚质膏方/血瘀质膏方。

一次1袋（18g），一日两次，3个月为一周期。

{饮食禁忌}湿热体质的人宜少吃动物内脏、羊肉等肥厚油腻的食物，可选用清利化湿食物，如赤小豆、绿茶等。阴虚体质的人宜少吃温燥、辛辣、香浓的食物，如羊肉、辣椒、韭菜、葱、蒜、酒、咖啡、浓茶等。

{个体化调养建议}宜稳定情绪，尽量避免烦恼，可选择不同形式的兴趣爱好，注意个人卫生，预防皮肤病变，保持充足、有规律的睡眠，不宜吸烟喝酒；尽量减少与人争执、动怒，不宜参加竞争胜负的活动，可在安静、优雅的环境中练习书法、绘画等，可练习站桩功——揽插衣站桩功，保持心情愉悦。

八、复诊

该患者倾向于湿热质、阴虚质、血瘀质，经过两年多的体质调理，各种症状明显改善，近期复查患者湿热体质、阴虚体质数值均下降。

表 3-1-2 复查体质辨识结论图表

复诊时间：2024 年 10 月 11 日

平和质	气虚质	阳虚质	阴虚质	痰湿质	湿热质	血瘀质	气郁质	特禀质
25	4	4	8	5	7	4	5	5

九、疗效反馈

精神、气色较前明显改善，心情愉悦，胃纳、饮食、睡眠及二便正常，皮肤干燥较前明显好转，现在皮肤润泽，面部油脂多、心慌、咳嗽、胸闷、烦躁症状较前好转。

反馈视频二维码

十、体会

该患者因长期饮食生活习惯不好，经过辨识体质，患者湿热质明显，兼夹阴虚质。湿热是因患者饮食不当，暴饮暴食，或过多摄入辛辣、肥厚等食物，如辣椒、肥肉、饮酒等，会损伤脾胃，导致脾胃运化失常，水液代谢紊乱，日久聚湿化热，进而产生湿热。正如《素问·至真要大论》云："诸湿肿满，皆属于脾"，湿邪与脾胃密切相关。而在《伤寒论》中也有关于湿病的论述，如"太阴之为病，腹满而吐，食不下，自利益甚，时腹自痛"。所以湿热体质会有口苦、口臭、面部油腻、大便干结粘马桶、腹部不适等症状；而患者睡眠一般、口干、皮肤干燥瘙痒等皆为阴虚表现，阴虚则易生内热，煎熬津液，故可出现上述症状。

所以该患者在体质调理上宜健脾化湿、滋阴清热，结合患者舌下脉络紫黯、增粗，配合活血化瘀调理，故使用湿热体质膏方和阴虚体质膏方有效缓解患者上述症状，同时配合血瘀体质膏方，调理血瘀所致症状及征象，长期坚持体质调理效果更佳。该患者通过 2 年多的体质调理，反馈症状较前明显好转，精神面貌明显转变，继续坚持调理的信心显着增强。

案例 2
气虚质兼阴虚质

（心慌气短，全身疼痛，心情抑郁，心动过速）

姓名：蔡某某　　性别：女　　年龄：57 岁　　初诊时间：2023 年 6 月 29 日

一、主诉：心慌气短伴全身疼痛半年余。

二、病史资料：心慌、气短，自行服用"稳心颗粒"，效果不佳；自觉全身疼痛，行针灸、拔罐等治疗，效果欠佳；平素易感冒，每年 5~6 次；平素心情抑郁，睡眠一般，睡眠时长 5~6 小时，早醒；舌淡红，苔黄白厚腻，脉弦数，按之无力。

三、西医诊断：心动过速，颈椎病，腰椎病，慢性胃窦炎，慢性阑尾炎，高脂血症，乳腺增生，子宫全切术后。

目前用药：稳心颗粒（每日 3 次，每次 1 袋）。

四、体质辨识报告

表 3-2-1 体质辨识结论图表

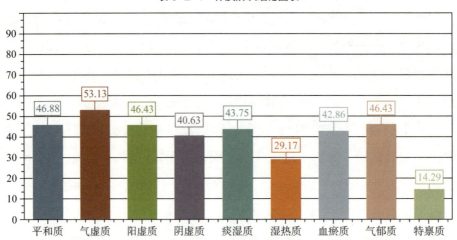

表 3-2-2 舌象结论

舌色	局部特征		苔色	苔质				舌形			
	边尖红	瘀点瘀斑		厚薄	腻	腐	苔剥	胖瘦	齿痕	点刺	裂纹
舌淡红	无	无	苔黄白相兼	厚	有	无	无	胖	有	无	无

表 3-2-3 脉象结论

	脉位	脉率（次/分）	脉节律	脉力	紧张度	流利度	脉名
右手关部	中	104	齐	无力	弦	无滑、涩特征	脉弦而数

五、体质报告结论：气虚质兼气郁质（根据患者症状及诊断考虑调理气虚质和阴虚质）。

六、体质分析

气虚质：该患者心慌、气短，自行服用"稳心颗粒"，效果不佳；平素易感冒，每年5~6次；舌淡红，苔白，脉按之无力。通过症状分析，考虑患者为气虚质。

气郁质：该患者自觉全身疼痛，行针灸、拔罐等治疗，效果不明显；平素心情抑郁，脉弦；乳腺增生。通过症状分析并结合诊断，考虑患者为气郁质。

阴虚质：睡眠一般，睡眠时长5~6小时，早醒；脉按之无力。通过症状分析，考虑患者为阴虚质。

七、调体方案

早空腹：气虚质膏方

晚睡前：阴虚质膏方

一次1袋（18g），一日两次，3个月为一周期。

{饮食禁忌}气虚体质的人宜少食生冷性凉、油腻厚味、辛辣刺激等容易耗气破气的食物，如冷饮、冰冻食品、薄荷、香菜、胡椒、大蒜、柚子、槟榔等；阴虚体质的人宜少食油腻、辛辣、性味温热等易损伤人体阴液的食物，如油炸物、辣椒、花椒、韭菜、桂圆、荔枝、虾、羊肉等；同时宜少食具有收敛酸涩之性等容易加重气郁表现的食物。

{个体化调养建议}起居有节，避寒保暖；适度运动（太极站桩、八段锦、五禽戏），"形劳而不倦"；保持心情愉悦；配合关元、气海、三阴交等穴位按摩。

八、复诊

该患者体质倾向于气虚质和气郁质，根据患者症状及诊断优先调理气虚质和阴虚质。经过1年多的体质调理，患者症状较前改善，定期多次复诊，最近一次复查体质患者痰湿质和湿热质明显，但平和质数值较前升高，气虚质数值较前显著下降，阴虚质数值亦较前有所下降。

表 3-2-4 复查体质辨识结论图表

复诊时间：2024年8月29日

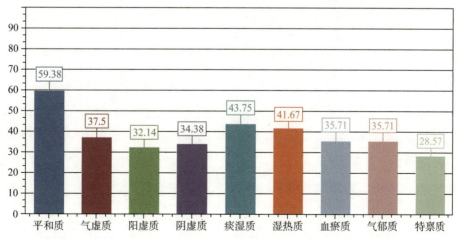

表 3-2-5　复查舌象结论

复诊时间：2024 年 8 月 29 日

舌色	局部特征		苔色	苔质				舌形			
	边尖红	瘀点瘀斑		厚薄	腻	腐	苔剥	胖瘦	齿痕	点刺	裂纹
舌淡红	无	无	苔黄	厚	有	无	无	胖	有	无	无

表 3-2-6　复查脉象结论

复诊时间：2024 年 8 月 29 日

	脉位	脉率（次/分）	脉节律	脉力	紧张度	流利度	脉名
右手关部	中	86	齐	无力	弦	无滑、涩特征	脉虚弦

九、疗效反馈

调理后：自觉心情愉悦、无烦躁情况。

调理半年后：自觉心慌（心动过速）情况较前改善；腰部疼痛较前缓解，疼痛次数较前减少。

十、体会

该患者初次辨识体质气虚质和气郁质较为明显，但根据患者症状及诊断考虑调理气虚质和阴虚质，阴虚质的人性格上有性情急躁易怒的特点，调理阴虚质不仅可以从侧面改善患者气郁体质，还可以改善患者睡眠情况。正如《素问·灵兰秘典论》指出"心者，君主之官，神明出焉。"心藏神，神不安则睡不宁，且《灵枢·大惑论》中"卫气不得入于阴，常留于阳。留于阳则阳气满，阳气满则阳跷盛，不得入于阴则阴气虚，故目不瞑矣。"所以睡眠差为阴虚则不制阳，阳气无法入于阴，阴阳不相交，扰动心神所致，心神失养，心动不安，日久可表现为心慌，即心动过速；而肺有主气、司呼吸的生理功能，该患者气虚明显考虑为肺气不足所致，故表现为气短。所以患者调理上需补肺益气、滋阴清热、宁心安神，故使用气虚体质膏方和阴虚体质膏方能有效改善患者症状，长期坚持服用效果更为显著。

案例 3
痰湿质兼阴虚质

（足部肌肉痉挛，手脚麻木、怕冷，耳鸣，胸闷，下肢静脉曲张）

姓名：蔡某某　　性别：女　　年龄：73岁　　初诊时间：2021年9月18日

一、主诉：足部肌肉痉挛3年。

二、病史资料：因平素外出参加活动多，久站及行走多，近3年脚抽筋明显，手脚麻木，伴怕冷，盖被无法缓解，久站或长时间行走右脚跟有刺痛感，医院X线检查提示双下肢静脉曲张伴水肿；耳鸣，左耳明显；有时胸闷、胸痛；平素性情急躁，眼干涩、眼痒、眼痛；肩颈不适；食欲、睡眠及二便正常。舌暗红，苔腻，舌下静脉紫黯、增粗，脉细滑。

三、西医诊断：双下肢静脉曲张伴水肿，右足跟骨质增生，半月板损伤术后。

四、体质辨识报告

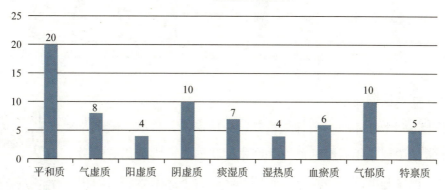

表 3-3-1　体质辨识结论图表

五、体质报告结论：痰湿质兼阴虚质。

六、体质分析

痰湿质：该患者双下肢水肿，胸闷，苔腻。通过症状分析，考虑患者为痰湿质。

阴虚质：该患者眼干涩、眼痒、眼痛，平素性情急躁，舌暗红，脉细滑。通过症状分析，考虑患者为阴虚质。

七、调体方案

早空腹：痰湿质膏方。

晚睡前：阴虚质膏方。

一次1袋（18 g），一日两次，3个月为一周期。

{饮食禁忌}痰湿体质的人宜以清淡为主，少吃及甜、油、黏（腻）的食物，可多吃海带、冬瓜等。阴虚体质的人宜少吃温燥、辛辣、香浓的食物，如羊肉、辣椒、韭菜、葱、蒜、酒、咖啡、浓茶等。

{个体化调养建议}宜多参加社会活动，培养广泛的兴趣爱好；尽量减少与人争执、动怒，适当运动，可练习站桩功——白鹤亮翅；保持乐观心态。

八、复诊

该患者倾向于痰湿质及阴虚质，经过3年多的体质调理，各种症状明显改善，基本达到平和体质。

表3-3-2 复查体质辨识结论图表

复诊时间：2024年10月16日

体质	平和质	气虚质	阳虚质	阴虚质	痰湿质	湿热质	血瘀质	气郁质	特禀质
分值	22	6	5	8	5	5	6	10	5

九、疗效反馈

基本达到平和体质，精神气色好，心情愉悦，食欲、睡眠及二便正常。调理2年后脚抽筋、手麻木症状消失，脚趾仍有轻微麻木感，怕冷基本消失，耳鸣、胸闷好转。舌下脉络紫黯、增粗较前明显改善。

反馈视频二维码

十、体会

该患者辨识体质倾向于痰湿质和阴虚质，元代著名医家朱丹溪提出"百病皆有痰作祟"，根据患者体质及症状考虑为痰湿内盛，阻滞经络，影响气血对筋脉的滋养，从而导致筋脉挛急，出现脚抽筋的症状；且患者痰湿内盛，易阻遏中焦脾胃，导致脾胃运化失常，水液不能正常代谢，而湿性重浊，故出现下肢水肿，且患者长期久站及行走多，影响血液运行，导致血行不畅，日久易化生瘀血，阻滞脉络，易患下肢静脉曲张；《医宗金鉴》认为本病乃先天禀赋不足，筋脉薄弱，加之久行久立、过度劳累，进一步损伤筋脉，导致气血运行不畅，瘀血阻滞，脉络扩张充盈，日久交错盘曲而成筋瘤。同时，也可因阴血亏虚，导致筋脉失养，或阳气不足，筋脉失于温煦，而出现脚抽筋、手脚麻木、发冷等。

所以该患者在体质调理上需健脾化湿，滋阴清热，培补肝肾，故使用痰湿体质膏方和阴虚体质膏方能有效改善患者脚抽筋、手脚麻木、发冷、耳鸣、胸闷等痰湿及阴虚所致症状。长期坚持一定会取得满意的效果。

案例 4
痰湿质兼血瘀质

（痛风，老年斑）

姓名：曾某某　　性别：男　　年龄：90 岁　　初诊时间：2020 年 10 月 18 日

一、**主诉**：痛风 8 年余。

二、**病史资料**：患者 2016 年痛风发作，关节疼痛；面色晦暗，手部皮肤老年斑明显；食欲差，进食少；舌暗红，苔灰黑而腻，舌下络脉紫黯，脉弦数。

三、**西医诊断**：痛风，阑尾切除术后。

四、**体质辨识报告**

表 3-4-1　体质辨识结论图表

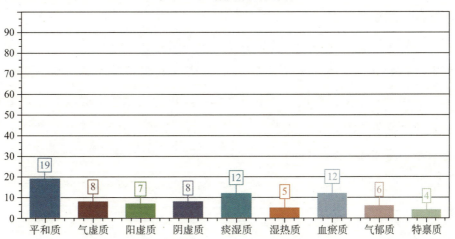

表 3-4-2　舌象结论

舌色	局部特征		苔色	苔质				舌形			
	边尖红	瘀点瘀斑		厚薄	腻	腐	苔剥	胖瘦	齿痕	点刺	裂纹
舌暗红	无	无	苔灰黑	薄	有	无	无	胖	无	无	无

表 3-4-3　脉象结论

脉位	脉率（次/分）	脉节律	脉力	紧张度	流利度	脉名
右手关部	中	95	齐	中	弦	无滑、涩特征	脉弦而数

五、体质报告结论：痰湿质兼血瘀质。

六、体质分析

痰湿质：患者食欲差，进食少；痛风；苔腻，脉数。通过症状分析并结合诊断，考虑患者为痰湿质。

血瘀质：患者2016年痛风发作，关节疼痛；面色晦暗，手部皮肤老年斑明显；既往有阑尾切除手术史，舌暗红，舌下络脉紫黯，脉弦。通过症状分析，考虑患者为血瘀质。

七、调体方案

早空腹：痰湿质膏方

晚睡前：血瘀质膏方

一次1袋（18 g），一日两次，3个月为一周期。

{饮食禁忌}痰湿体质的人宜少食甜黏、油腻、肥甘厚味等容易助湿生痰的食物，如甜饮料、饴糖、李子、石榴、大枣、枇杷、肥肉等；血瘀体质的人宜少食生冷、寒凉、酸涩等容易凝滞血脉的食物，如冷饮、冰冻食品、荸荠、冬瓜、绿豆、梨子、柿子、田螺、螺蛳等。

{个体化调养建议}起居有节，祛寒避湿；加强户外运动；保持心境平和，心情愉悦。

八、复诊

该患者体质倾向于痰湿质和血瘀质，通过近4年的体质调理，患者症状较前明显好转，期间多次复查体质均为平和质；最近一次复查体质患者平和质数值较前升高，而痰湿质和血瘀质数值较前降低。

表 3-4-4　复查体质结论图表

复诊时间：2024 年 5 月 18 日

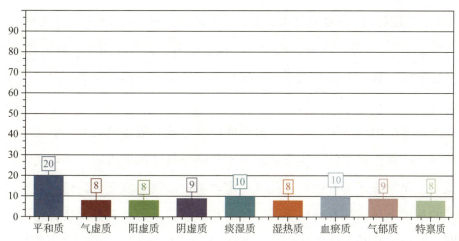

表 3-4-5　复查舌象结论

复诊时间：2024 年 5 月 18 日

舌色	局部特征		苔色	苔质				舌形			
	边尖红	瘀点瘀斑		厚薄	腻	腐	苔剥	胖瘦	齿痕	点刺	裂纹
舌暗红	无	无	苔白	厚	有	无	无	胖	无	无	无

表 3-4-6　复查脉象结论

复诊时间：2024 年 5 月 18 日

	脉位	脉率（次/分）	脉节律	脉力	紧张度	流利度	脉名
右手关部	中	74	齐	中	弦	无滑、涩特征	脉弦

九、疗效反馈

坚持调理：患者手部老年斑淡化；食欲较前明显好转，目前食欲正常，进食量较前增加；免疫力提升；舌下脉络变淡；调理后近 4 年痛风未再发作。

反馈视频二维码

十、体会

患者为高龄男性，年老体虚，各脏腑功能较前减弱。中医讲"脾胃为气血生化之源"，脾主运化，主要运化身体内的水液，脾气亏虚，则运化失常，水湿内停，日久聚湿成痰，而痰湿阻遏中焦，故食欲不佳，进食量少；患者为90岁的高龄老人，气血不足，气能行血，气虚则行血无力，日久血脉不通，血行瘀滞，日久易生血瘀，即"久病必瘀"，故可表现为面色晦暗、长老年斑、关节疼痛等，而患者舌暗红、舌下络脉紫黯、脉弦为血瘀之征象，故在调理体质上需健脾化痰利湿，活血化瘀通络。

故该患者使用痰湿体质膏方和血瘀体质膏方能有效缓解患者当前症状，起到化痰利湿，活血化瘀之效。体质调理需要长期坚持才能取得明显的效果，而季节气候变化、突发急症等可能对体质有一定影响，出现体质变化的情况，所以在体质调理的基础上还需配合对应不同节气的相应饮食、运动调养及情志调摄，全方位兼顾，方能取得更满意的效果。

案例 5
湿热质兼血瘀质

（失眠，腹泻，慢性阑尾炎，性情急躁）

姓名：曾某某　　性别：男　　年龄：69岁　　初诊时间：2021年8月12日

一、**主诉**：失眠、腹泻3月余。

二、**病史资料**：睡眠质量差，易惊醒，醒后难入睡，夜间烦躁；大便稀溏，次数多，偶有大便失禁；困倦疲乏，双下肢乏力，上楼时特别明显；畏风，胸前区受风后有紧张感；性情急躁，五心烦热；舌淡紫，苔黄白厚腻，边有齿痕，舌中有裂纹，脉弦。

三、**西医诊断**：睡眠障碍，慢性阑尾炎，脂肪瘤术后。

四、体质辨识报告

表 3-5-1 体质辨识结论图表

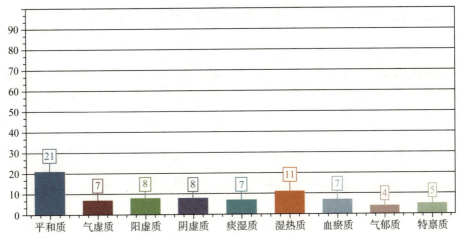

表 3-5-2 舌象结论

舌色	局部特征		苔色	苔质				舌形			
	边尖红	瘀点瘀斑		厚薄	腻	腐	苔剥	胖瘦	齿痕	点刺	裂纹
舌淡紫	无	无	苔黄白相兼	厚	有	无	无	适中	有	无	有

表 3-5-3 脉象结论

脉位	脉率（次/分）	脉节律	脉力	紧张度	流利度	脉名
右手关部	中	84	齐	中	弦	无滑、涩特征	脉弦

五、体质报告结论：湿热质兼血瘀质。

六、体质分析

湿热质：该患者大便稀溏，次数多，偶有大便失禁；苔黄白厚腻，边有齿痕。通过症状及舌象分析，考虑患者为湿热质。

血瘀质：该患者有慢性阑尾炎，且脂肪瘤术后，舌淡紫，脉弦。通过症状分析并结合诊断，考虑患者为血瘀质。

七、调体方案

早空腹：湿热质膏方。

晚睡前：血瘀质膏方。

一次 1 袋（18 g），一日两次，3 个月为一周期。

{饮食禁忌}湿热体质的人宜少食辛辣燥烈、大热大补、易助长人体湿热的食物，宜戒烟戒酒，因烟酒容易助湿生热；血瘀体质的人宜少食生冷、寒凉、酸涩等容易凝滞血脉的食物，如冷饮、冰冻食品、荸荠、冬瓜、绿豆、梨子、柿子、田螺、螺蛳等。

{个体化调养建议}起居有常，避暑祛湿；加强户外运动；保持心境平和，心情愉悦；配合艾灸调理。

八、复诊

该患者体质倾向于湿热质及血瘀质，通过接近3年的体质调理，患者症状较前均有所改善；最近一次复查体质湿热质数值较前明显降低，平和质数值较前上升。

表 3-5-4　复查体质辨识结论图表

复诊时间：2024 年 5 月 11 日

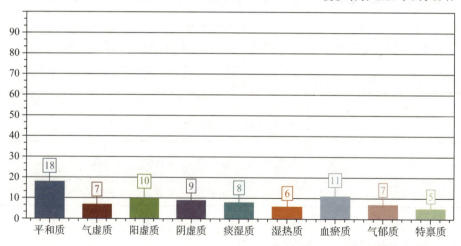

表 3-5-5　复查舌象结论

复诊时间：2024 年 5 月 11 日

舌色	局部特征		苔色	苔质				舌形			
	边尖红	瘀点瘀斑		厚薄	腻	腐	苔剥	胖瘦	齿痕	点刺	裂纹
舌淡红	无	无	苔黄	厚	有	无	无	胖	有	无	有

表 3-5-6　复查脉象结论

复诊时间：2024 年 5 月 11 日

	脉位	脉率（次/分）	脉节律	脉力	紧张度	流利度	脉名
右手关部	中	82	齐	中	弦	无滑、涩特征	脉弦

九、疗效反馈

调理 10 天后：患者自觉上述症状稍有缓解。

调理至今：精神状态提升；睡眠质量明显改善，入睡困难较前好转；大便目前基本正常，且情绪明显平和。

反馈视频二维码

十、体会

该患者湿热体质明显，兼夹血瘀质，《中医基础理论》中六淫致病中湿邪的致病特点中"湿为阴邪，易困阻气机，影响血行，导致瘀血"，而瘀血又影响气机升降，导致水湿运化不出，两者互为因果，故调理上宜活血化瘀、清热利湿。患者在使用湿热体质膏方及血瘀体质膏方后，在调体之初身体各种症状均较前有所改善，这使患者更坚信体质调理，所以一直坚持服用膏方，目前诸如失眠、大便稀、急躁易怒等症状均得到明显改善。通过该患者的调体反馈，可以看出调理体质贵在坚持，应该遵循体质调理"长效第一"的宗旨。

案例 6
阳虚质兼气虚质

（失眠，怕冷，免疫力低下，系统性红斑狼疮，神经根性水肿）

姓名：陈某某　　性别：女　　年龄：73 岁　　初诊时间：2021 年 6 月 10 日

一、主诉：失眠、怕冷数年。

二、病史资料：睡眠差，入睡非常困难，睡眠时间 2 小时左右，夜间自觉全身疼痛，背痛和手臂痛较为明显，晨起头晕；怕冷，夜间明显，且夜间易出汗，多汗，需要起身更换衣物；精神状态欠佳，易疲劳，双下肢乏力，水肿；免疫力差，基本每月都感冒；颠顶疼痛，关节疼痛；平素怕嘈杂声，声音较大时易受惊吓；大便不成形，夹杂不消化食物；住院较为频繁，每年因各种原因要住院 2~3 次；舌淡紫，舌体胖大有齿痕，苔黄白腻，脉沉弦。

三、西医诊断：睡眠障碍，高血压，系统性红斑狼疮，神经根性水肿，甲状腺炎，阑尾切除术后。

四、体质辨识报告

表 3-6-1 体质辨识结论图表

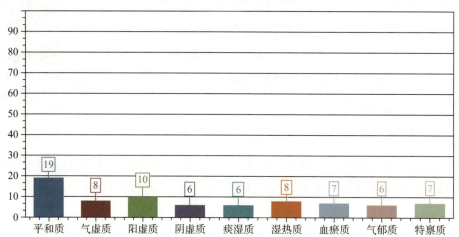

表 3-6-2 舌象结论

舌色	局部特征		苔色	苔质				舌形			
	边尖红	瘀点瘀斑		厚薄	腻	腐	苔剥	胖瘦	齿痕	点刺	裂纹
舌淡紫	无	无	苔黄白相兼	厚	有	无	无	胖	有	无	无

表 3-6-3 脉象结论

	脉位	脉率（次/分）	脉节律	脉力	紧张度	流利度	脉名
右手关部	沉	72	齐	无力	弦	无滑、涩特征	脉沉弦

五、体质报告结论：阳虚质兼气虚质。

六、体质分析

阳虚质：该患者怕冷，夜间明显；平素怕嘈杂声，声音较大时易受惊吓；水肿；大便不成形；舌淡紫，舌体胖大，脉按之无力。通过症状分析，考虑患者为阳虚质。

气虚质：该患者精神状态欠佳，易疲劳，双下肢乏力；睡眠差，晨起头晕；免疫力差，基本每月都感冒，脉按之无力。通过症状分析，考虑患者为气虚质。

七、调体方案

早空腹：气虚质膏方

晚睡前：阳虚质膏方

一次1袋（18g），一日两次，3个月为一周期。

{饮食禁忌} 阳虚体质的人宜少食性味寒凉、生食冷食等易损伤人体阳气的食物，如菱角、茄子、冬瓜、苦瓜、梨子、西瓜、蛏肉、海螺等；气虚体质的人宜少食生冷性凉、油腻厚味、辛辣刺激等容易耗气破气的食物，如冷饮、冰冻食品、薄荷、香菜、胡椒、大蒜、柚子、槟榔等。

{个体化调养建议} 起居有常，温暖舒适；适度运动，"形劳而不倦"；可练习太极站桩功，多户外晒太阳；保持心情愉悦、舒畅。

八、复诊

该患者体质基本为平和质，倾向于阳虚质，通过3年的体质调理，定期复查体质，及时调整体质方案，患者症状较前缓解。最近一次复查体质患者仍以平和质为主，阳虚质数值较前降低，而血瘀质数值升高较为明显。

表 3-6-4 复查体质辨识结论图表

复诊时间：2024 年 6 月 5 日

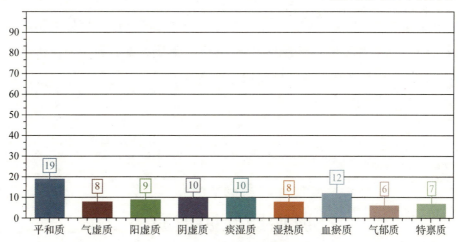

表 3-6-5 复查舌象结论

复诊时间：2024 年 6 月 5 日

舌色	局部特征		苔色	苔质				舌形			
	边尖红	瘀点瘀斑		厚薄	腻	腐	苔剥	胖瘦	齿痕	点刺	裂纹
舌淡红	无	无	苔黄白相兼	厚	有	无	无	胖	有	无	无

表 3-6-6 复查脉象结论

复诊时间：2024 年 6 月 5 日

	脉位	脉率（次/分）	脉节律	脉力	紧张度	流利度	脉名
右手关部	中	95	齐	有力	无弦、紧特征	无滑、涩特征	脉数

九、疗效反馈

坚持调理： 精神状态提升，喜欢聊天，可以坚持适当的运动，如逛街、参加一日游等活动，自觉中气十足；午休睡眠时间增加，睡眠情况较前改善，夜间自觉全身疼痛的感觉基本消失，睡眠时间能达 3 个小时以上，午休时间可达 1 个小时左右，头晕好转；夜间盗汗情况较前改善，目前出汗主要在头部，不像以前一天要换 2~3 次衣服；免疫力提升，感冒次数减少；关节疼痛改善；大便成形，香蕉便；住院次数减少，且病症轻，口服药物后就能很快控制，症状好转更快。

反馈视频二维码

十、体会

该患者阳虚质尤为明显，兼夹气虚质。《灵枢》："上气不足，脑为之不满，耳为之苦鸣，头为之苦倾，目为之眩；中气不足，溲便为之变，肠为之苦鸣；下气不足，则乃为痿厥心悗。"气虚为阳虚之渐，阳虚为气虚之极，根据患者有疼痛的症状，且既往有高血压、系统性红斑狼疮以及手术史等，故考虑应兼顾血瘀质的调理，使用阳虚体质膏方和气虚体质膏方以益气温阳，配合血瘀体质膏方以活血化瘀止痛；长期坚持体质调理，坚持服用体质膏方，及时定期复诊体质，调整调体方案，因人因时制宜。

案例 7
血瘀质兼阴虚质

（糖尿病，脑梗后遗症）

姓名：陈某某　　性别：男　　年龄：74 岁　　初诊时间：2020 年 7 月 31 日

一、主诉： 糖尿病 19 年余。

二、病史资料： 高血糖，血糖控制不稳定；精神状态欠佳，易疲劳；畏寒，膝关节需要加戴护膝，左侧手脚偏凉，吃生冷的胃部不适；有时眼干；舌淡红，舌体胖大、有齿痕，舌中有裂纹，苔白厚腻，舌下脉络紫黯，脉平。

三、西医诊断： 糖尿病，慢性胃炎，脑梗后遗症。

目前用药：胰岛素（早晚各 20 IU），米格列醇片（每日 3 次）。

四、体质辨识报告

表 3-7-1 体质辨识结论图表

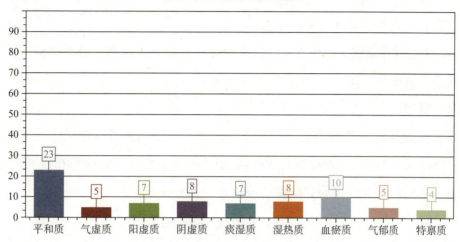

表 3-7-2 舌象结论

舌色	局部特征		苔色	苔质				舌形			
	边尖红	瘀点瘀斑		厚薄	腻	腐	苔剥	胖瘦	齿痕	点刺	裂纹
舌淡红	无	无	苔白	厚	有	无	无	胖	有	无	有

表 3-7-3 脉象结论

	脉位	脉率(次/分)	脉节律	脉力	紧张度	流利度	脉名
右手关部	中	84	齐	中	无弦、紧特征	无滑、涩特征	脉平

五、体质报告结论：血瘀质兼阴虚质。

六、体质分析

血瘀质：该患者有脑梗病史，且留有后遗症，舌下脉络紫黯。通过症状分析并结合诊断，考虑患者为血瘀质。

阴虚质：该患者患糖尿病 19 年余，有时眼干。通过症状分析，考虑患者为阴虚质。

七、调体方案

早空腹：血瘀质膏方

晚睡前：阴虚质膏方

一次 1 袋（18 g），一日两次，3 个月为一周期。

{饮食禁忌}血瘀体质的人宜少食生冷、寒凉、酸涩等容易凝滞血脉的食物，如冷饮、冰冻食品、荸荠、冬瓜、绿豆、梨子、柿子、田螺、螺蛳等；阴虚体质的人宜少食油腻、辛辣、性味温热等易损伤人体阴液的食物，如油炸物、辣椒、花椒、韭菜、桂圆、荔枝、虾、羊肉等。

{个体化调养建议}起居有常，温暖舒适；适度户外运动，精神调摄，保持乐观的心态、愉悦的心情。

八、复诊

该患者总体以平和质为主，倾向于血瘀质，通过患者近4年的体质调理，各种症状较前明显好转，血糖得到有效控制，近2年复查体质以血瘀质和痰湿质为主，故调整方案后使用血瘀体质和痰湿体质膏方。

表 3-7-4　复查体质辨识结论图表

复诊时间：2024年6月13日

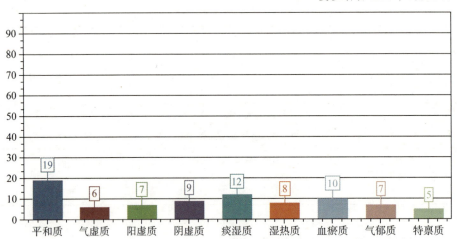

表 3-7-5　复查舌象结论

复诊时间：2024年6月13日

舌色	局部特征		苔色	苔质				舌形			
	边尖红	瘀点瘀斑		厚薄	腻	腐	苔剥	胖瘦	齿痕	点刺	裂纹
舌淡红	无	无	苔黄	厚	有	无	无	胖	有	无	无

表 3-7-6　复查脉象结论

复诊时间：2024年6月13日

	脉位	脉率（次/分）	脉节律	脉力	紧张度	流利度	脉名
右手关部	中	77	不齐	有力	无弦、紧特征	无滑、涩特征	脉结

九、疗效反馈

调理至今：畏寒情况改善，膝关节不用加戴护膝；自觉精神状态好，不易疲劳；

血糖较稳定，空腹血糖保持在 7 mmol/L 以内，餐后血糖 12 mmol/L 以内，胰岛素早晚各 16 IU，米格列醇片减为每日 2 次。

调理之后整体身体情况都有提升，每天行走 1 万步以上不觉疲乏。

经调理患者血糖指标变化情况：最初空腹血糖高，经过调理后现在空腹血糖处在正常范围，如图 3-7-1：

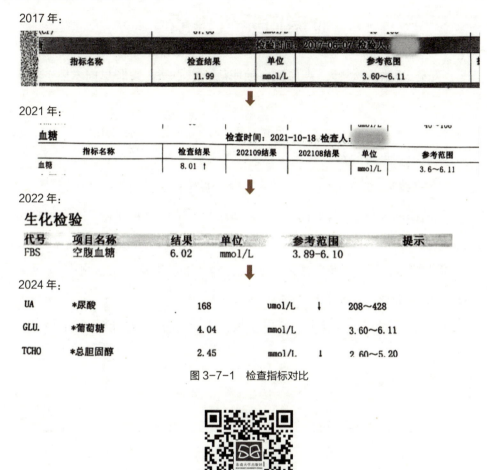

图 3-7-1　检查指标对比

反馈视频二维码

十、体会

中医认为气血津液是维持人体生命活动和脏腑功能的物质基础，气血津液功能正常，津液生而不枯，气血利而不涩。糖尿病发生多以饮食不节、情志失调、劳欲过度、素体阴虚为主要病因。《金匮要略》曰："病者如热伏烦满，口干燥而渴，其脉反无热，此为阴伏，是瘀血也。"糖尿病患者，素体阴虚，或燥热伤津，或久病阴虚。因津血同源，阴津亏虚，阴虚火旺，虚火内灼，均致津枯液亏，不足以载血，血脉不充，则血行涩滞，甚则壅塞，从而形成阴虚血瘀之消渴诸证。故该患者长期服用血瘀质及阴虚质膏方能有效改善血糖情况，且使降糖药物减量。

案例 8
血瘀质兼气虚质

（头晕，气短，心悸，高血压，糖尿病，冠心病，胃肠息肉术后）

姓名：陈某某　　性别：女　　年龄：72 岁　　初诊时间：2022 年 12 月 15 日

一、主诉：头晕、气短、心悸 3 月余。

二、病史资料：头晕，疲劳乏力，气短；心悸；下肢静脉曲张严重，于四川省人民医院就医时建议手术治疗；平素血糖控制不佳，空腹血糖 7~8 mmol/L；血压控制不稳定；舌淡红，舌体胖大，苔白黄腻，舌下脉络紫黯；脉促，按之无力。

三、西医诊断：高血压，糖尿病，冠心病，下肢静脉曲张，腰椎间盘突出，高脂血症，膝关节炎，胃肠息肉术后。

目前用药：降糖药（拜糖平、二甲双胍、达格列净）；降压药（厄贝沙坦，每日 1 片）。

四、体质辨识报告

表 3-8-1　体质辨识结论图表

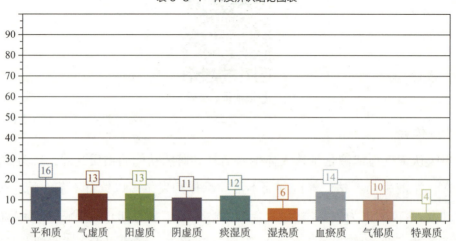

表 3-8-2 舌象结论

舌色	局部特征		苔色	苔质				舌形			
	边尖红	瘀点瘀斑		厚薄	腻	腐	苔剥	胖瘦	齿痕	点刺	裂纹
舌淡红	无	无	苔黄白相兼	厚	有	无	无	胖	无	无	无

表 3-8-3 脉象结论

	脉位	脉率（次/分）	脉节律	脉力	紧张度	流利度	脉名
右手关部	中	97	不齐	无力	无弦、紧特征	无滑、涩特征	脉促而虚

五、体质报告结论：血瘀质兼气虚质。

六、体质分析

血瘀质：该患者心悸；下肢静脉曲张严重，医院建议手术治疗；血压控制不稳定；既往有高血压、冠心病、下肢静脉曲张、腰椎间盘突出、膝关节炎等病史；舌下脉络紫黯，脉促，按之无力。通过患者症状及诊断分析，考虑患者为血瘀质。

气虚质：该患者头晕，疲劳乏力，气短；舌体胖大，脉按之无力。通过症状分析，考虑患者为气虚质。

七、调体方案

早空腹：气虚质膏方。

晚睡前：血瘀质膏方。

一次 1 袋（18g），一日两次，3 个月为一周期。

{饮食禁忌}气虚体质的人宜少食生冷性凉、油腻厚味、辛辣刺激等容易耗气破气的食物，如冷饮、冰冻食品、薄荷、香菜、胡椒、大蒜、柚子、槟榔等；血瘀体质的人宜少食生冷、寒凉、酸涩等容易凝滞血脉的食物，如冷饮、冰冻食品、荸荠、冬瓜、绿豆、梨子、柿子、田螺、螺蛳等。

{个体化调养建议}起居有常，温暖舒适；适度运动，"形劳而不倦"，可练习太极站桩功；保持心情愉悦，配合灸法理疗。

八、复诊

该患者体质倾向于血瘀质和气虚质，通过近 2 年的体质调理，患者症状较前好转，最近一次复查体质则以痰湿质为主，倾向于气郁质、血瘀质，血瘀质数值较前有所下降，平和质数值较前升高。

表 3-8-4 复查体质辨识结论图表

复诊时间：2024 年 4 月 28 日

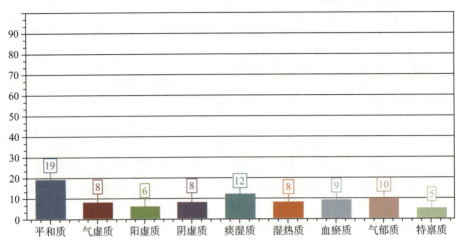

表 3-8-5 复查舌象结论

复诊时间：2024 年 4 月 28 日

舌色	局部特征		苔色	苔质				舌形			
	边尖红	瘀点瘀斑		厚薄	腻	腐	苔剥	胖瘦	齿痕	点刺	裂纹
舌淡红	无	无	苔黄白相兼	厚	有	无	无	适中	无	无	无

表 3-8-6 复查脉象结论

复诊时间：2024 年 4 月 28 日

	脉位	脉率（次/分）	脉节律	脉力	紧张度	流利度	脉名
右手关部	中	99	不齐	无力	弦	无滑、涩特征	脉虚弦促

九、疗效反馈

坚持调理：

① 降糖药由三种减为一种，血糖较前下降，目前血糖 6.6 mmol/L 左右；降压药之前服用 1 片，现在临床医生指导下停服，目前血压保持在 130 /（60~70）mmHg。

② 精神状态较以前有所改善，眩晕、乏力、气短较前改善；心脏不适（心悸）情况改善；下肢静脉曲张明显好转，扪及较前柔软，有时候到下午都看不出来。

③ 2023 年 10 月检查有胃肠息肉，并进行手术治疗，自述术后恢复快（同时做手术的有 4 人，自己年龄最大，有病友比自己小 20 多岁，但是自己精神状态最好，术后第二天就能站起来并能走出病房，医生都觉惊奇，并提前 5 天出院）。

反馈视频二维码

十、体会

该患者为老年女性,有高血压、糖尿病、冠心病等多种慢性疾病,病程长,体质调理需较长时间才能有所改善。通过辨识患者体质以气虚质和血瘀质为主,正如清代王清任《医林改错》中所述:"气为血帅,血为气母,气行血则行,气滞血则瘀。"且杨士瀛《仁斋直指方·血荣气卫气论》中说:"盖气者,血之帅也。气行则血行,气止则血止,气温则血滑,气寒则血凝,气有一息之不运,则血有一息之不行。"气虚则行血无力,血行不畅,血脉不通,日久血脉凝滞,形成瘀血,故调理上需要补气健脾、活血化瘀,所以调理方案给予气虚体质膏方和血瘀体质膏方以改善患者目前眩晕、疲劳乏力、气短、心悸等症状,长期坚持使用可逐步改善患者血压、血糖,同时提升精气神。

案例 9
阴虚质兼湿热质

(排便困难,口干,睡眠障碍)

姓名:邓某某　　性别:女　　年龄:72 岁　　初诊时间:2021 年 12 月 15 日

一、**主诉**:排便困难、口干 10 余年。

二、**病史资料**:排便困难,大便干结,数天排便 1 次;口干口苦,睡眠差,入睡困难,易醒;平素性格急躁易怒;记忆力下降,头晕,肢体麻木、关节酸痛;皮肤干燥;舌红,苔少,舌下脉络略紫黯,脉细数。

三、**西医诊断**:便秘,睡眠障碍,高血压,髋关节置换术后。

四、**体质辨识报告**

表 3-9-1　体质辨识结论图表

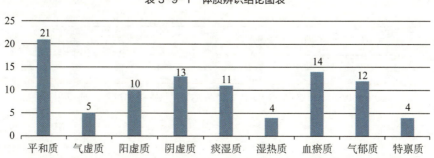

五、体质报告结论：湿热质兼阴虚质。

六、体质分析

湿热质：该患者性格急躁易怒，口干、口苦，舌红，脉数。通过症状分析，考虑患者为湿热质。

阴虚质：该患者睡眠差，入睡困难，易醒；皮肤干燥；排便困难，大便干结，舌红，苔少，脉细数。通过症状分析并结合诊断，考虑患者为阴虚质。

七、调体方案

早空腹：湿热质膏方。

晚睡前：阴虚质膏方。

一次1袋（18 g），一日两次，3个月为一周期。

{饮食禁忌}湿热体质的人饮食宜以清淡为主，少吃甘温滋腻及辛温助热的食物，如羊肉、韭菜、生姜、辣椒、胡椒，以及火锅、烧烤、油炸食物等。阴虚体质的人宜少吃温燥、辛辣、香浓的食物，如羊肉、辣椒、韭菜、葱、蒜、酒、咖啡、浓茶等。

{个体化调养建议}宜稳定情绪、尽量避免烦恼；可培养不同形式的兴趣爱好；尽量减少争执、动怒；可适当选择在清新凉爽的海边、山林旅游休假；适当运动，如练习站桩功—白鹤亮翅；保持乐观心态。

八、复诊

该患者倾向于湿热质及阴虚质，经过3年体质调理，各种症状均有明显改善，近期复查可见平和体质数值上升，阴虚体质较前明显改善，湿热体质持平。

表3-9-2　复查体质辨识结论图表

复诊时间：2024年8月27日

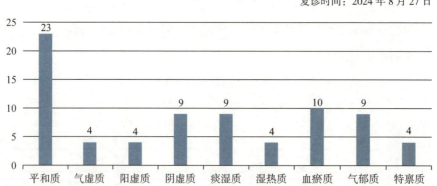

九、疗效反馈

精气神好，心情舒畅，情绪较前平和，头晕、口干、睡眠差、便秘较前好转，舌下脉络干净，血压控制稳定，并发症减少。

反馈视频二维码

十、体会

该患者体质以湿热质和阴虚质为主，患者长年排便困难、口干，且平素急躁易怒，在《素问·生气通天论》所述："因于湿，首如裹，湿热不攘，大筋短，小筋弛长，短为拘，弛长为痿。"湿热导致的身体不适可能间接影响情绪。此外，湿热体质者常感压抑，也是导致急躁易怒的重要因素之一。长期阴虚则易生内热，热邪内郁，煎熬津液，导致肠道失于滋润，故大便干结、排便困难、口干等。《素问·举痛论》中描述："热气留于小肠，肠中痛，瘅热焦渴，则坚干不得出，故痛而闭不通矣"，指出了热邪内郁可导致肠道干涩、大便秘结。

所以该患者在体质调理上宜健脾化湿、滋阴清热，而湿热体质膏方和阴虚体质膏方能有效缓解患者上述症状，长期坚持并结合情志、饮食、运动调理等，患者反馈目前症状较前均有明显缓解、情绪平和、心情舒畅，收获颇丰。

案例 10
气虚质兼阴虚质

（乳腺癌术后，乳腺癌骨转移，失眠，便秘，肺部阴影）

姓名：窦某　　性别：女　　年龄：42岁　　初诊时间：2023年5月23日

一、主诉：乳腺癌术后数月。

二、病史资料：2022年乳腺癌术后行放化疗，术后疲劳乏力，面色无华；睡眠差，入睡困难，易惊醒；平素性情急躁易怒；大便秘结难解；肺部检查提示肺上有阴影；舌淡红，苔黄白厚腻，脉促，按之无力。

三、西医诊断：乳腺癌乳腺切除术后，乳腺癌骨转移。

四、体质辨识报告

表 3-10-1 体质辨识结论图表

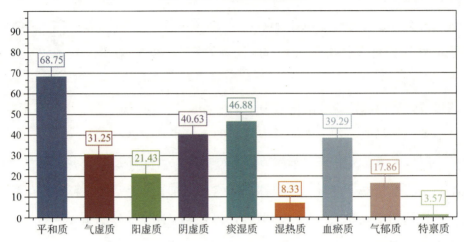

表 3-10-2 舌象结论

舌色	局部特征		苔色	苔质				舌形			
	边尖红	瘀点瘀斑		厚薄	腻	腐	苔剥	胖瘦	齿痕	点刺	裂纹
舌淡红	无	无	苔黄白相兼	厚	有	无	无	适中	无	无	无

表 3-10-3 脉象结论

	脉位	脉率（次/分）	脉节律	脉力	紧张度	流利度	脉名
右手关部	中	89	不齐	无力	无弦、紧特征	无滑、涩特征	脉促

五、体质报告结论：痰湿质兼阴虚质（从患者目前症状考虑优先调理气虚质和阴虚质）。

六、体质分析

气虚质：该患者 2022 年乳腺癌术后行放化疗，术后疲劳乏力，面色无华；脉按之无力。通过症状分析并结合诊断，考虑患者为气虚质。

阴虚质：该患者睡眠差，入睡困难，易惊醒；平素性情急躁易怒；大便秘结难解；脉按之无力。通过症状分析，考虑患者为阴虚质。

七、调体方案

早空腹：气虚质膏方。

晚睡前：阴虚质膏方。

一次 1 袋（18 g），一日两次，3 个月为一周期。

{饮食禁忌}气虚体质的人宜少食生冷性凉、油腻厚味、辛辣刺激等容易耗气破气的食物，如冷饮、冰冻食品、薄荷、香菜、胡椒、大蒜、柚子、槟榔等；阴虚体质的人宜少食油腻、辛辣、性味温热等易损伤人体阴液的食物，如油炸物、辣椒、花椒、韭菜、桂圆、荔枝、虾、羊肉等。

{个体化调养建议}起居有常，避寒保暖；适度运动，"形劳而不倦"，可练习太极站桩功；保持心境平和、情绪稳定、心情愉悦。

八、复诊

该患者体质倾向于痰湿质和阴虚质，结合患者当时病情，优先从气虚质和阴虚质开始调理；调理后未定期复查体质，最近复查体质基本为平和质，倾向于血瘀质，痰湿质、阴虚质数值较前明显下降，血瘀质数值亦较前有所下降，而平和质数值较前升高。

表 3-10-4　复查体质辨识结论图表

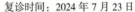
复诊时间：2024 年 7 月 23 日

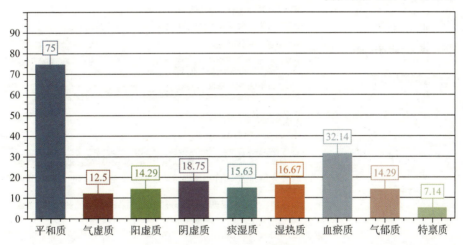

表 3-10-5　复查舌象结论

复诊时间：2024 年 7 月 23 日

舌色	局部特征		苔色	苔质				舌形			
	边尖红	瘀点瘀斑		厚薄	腻	腐	苔剥	胖瘦	齿痕	点刺	裂纹
舌淡红	无	无	苔黄白相兼	厚	有	无	无	胖	无	无	无

表 3-10-6　复查脉象结论

复诊时间：2024 年 7 月 23 日

	脉位	脉率（次/分）	脉节律	脉力	紧张度	流利度	脉名
右手关部	中	79	不齐	无力	弦	无滑、涩特征	脉虚弦结

九、疗效反馈

坚持调理：自觉调理之后放化疗时的不良反应均有缓解，气血也有恢复（面色较前稍红润）；睡眠有所改善，入睡困难、夜间易醒情况基本消失；情绪较前改善，目前心境平和，情绪稳定；便秘情况好转，现大便排便通畅；肺部阴影缩小。

经调理后患者胸部 CT 变化情况如右：

反馈视频二维码

2023 年 9 月：

临床诊断：乳腺癌骨转移　　设备类型：CT　　申请科室：乳腺外科门诊
检查时间：2023-09-28 18:10:38
HIS检查部位：[胸部,平扫]

影像学表现：
左肺上叶前段胸膜下见少许斑片影、条索影。
双肺门不大。纵隔无偏移，心影及大血管形态正常。双侧胸腔未见积液及胸膜肥厚。纵隔内未见肿块及肿大淋巴结。
左侧乳腺术后缺如，术区未见确切肿块影，邻近皮肤增厚，双侧腋窝未见增大淋巴结。扫及多个胸腰椎及附件、多支肋骨及胸骨内见片状异常高密度影。

影像学意见：
与2023-4-18前片对比：
1、左侧乳腺术后改变，现术区未见确切肿块影，左乳皮肤增厚较前减轻。扫及多个胸腰椎及附件、多支肋骨及胸骨转移灶，较前相似。
2、左肺上叶前段胸膜下少许斑片影、条索影，放射性肺炎？较前稍吸收，请结合临床治疗史。

2024 年 3 月：

临床诊断：乳腺癌骨转移　　设备类型：CT　　申请科室：乳腺外科门诊
检查时间：2024-03-14 19:23:24
HIS检查部位：[胸部,平扫]

影像学表现：
左肺上叶前段胸膜下见少许斑片影、条索影。
左肺下叶背段（Img166）见一纯磨玻璃结节，大小约5mm×4mm。
双肺散在少许纤维索条影。
双肺门不大。纵隔无偏移，心影及大血管形态正常。双侧胸腔未见积液及胸膜肥厚。纵隔内未见肿块及肿大淋巴结。
左侧乳腺术后缺如，术区未见确切肿块影，邻近皮肤增厚，双侧腋窝未见增大淋巴结。扫及多个胸腰椎及附件、多支肋骨及胸骨内见片状异常高密度影。

影像学意见：
与2023-09-28片对比：
1、左侧乳腺术后改变，术区未见确切肿块影，左乳皮肤稍增厚，较前相似。扫及多个胸腰椎及附件、多支肋骨及胸骨转移灶，较前相似。
2、左肺上叶前段胸膜下少许斑片影、条索影，放射性肺炎？较前增多，请结合临床治疗史。
3、左肺下叶背段纯磨玻璃结节，较前新增，性质？炎性结节？建议随诊复查。

2024 年 8 月：

临床诊断：乳腺癌骨转移　　设备类型：CT　　申请科室：乳腺外科门诊
检查时间：2024/8/29 13:23:27
检查部位：[胸部,平扫]

影像学表现：
左肺上叶前段胸膜下见少许斑片影、条索影。
左侧乳腺术后缺如，术区未见确切肿块影，双侧腋窝未见增大淋巴结。
扫及多个胸腰椎及附件、多支肋骨及胸骨内见片状异常高密度影。
双肺散在少许纤维索条影。
双肺门不大。纵隔无偏移，心影及大血管形态正常。双侧胸腔未见积液。纵隔内未见肿块及肿大淋巴结。

影像学意见：
与2024-03-14片对比：
1、左肺上叶前段胸膜下少许斑片影、条索影，放射性肺炎？较前相似。
左侧乳腺术后改变，术区未见确切肿块影，较前相似。
扫及多个胸腰椎及附件、多支肋骨及胸骨骨转移灶，较前相似。
2、双肺散在少许纤维索条影。

图 3-10-1　检查指标对比

十、体会

该患者患有乳腺癌，乳腺癌属恶性肿瘤，中医称之为"乳岩"，正如南宋陈自明的《妇人大全良方》描述为："若初起，内结小核，或如鳖、棋子，不赤不痛。积之岁月渐大，巉岩崩破如熟石榴，或内溃深洞，此属肝脾郁怒，气血亏损，名曰乳岩。"其主要病因和发病机制在于肝气郁结、冲任失调、毒热蕴结、气血两虚。而该患者平素性情急躁易怒，肝气郁结，肝经失于疏泄，气血壅滞，则乳络不畅、乳房结块；气火痰热结聚肝胃二经，经脉瘀滞化生乳岩，毒热蕴结，致肿块破溃、浸淫秽臭。乳岩日久，气血耗伤，所以患者在术后放化疗后气血亏损，故宜益气养血、健脾益肾佐以祛邪抗癌以巩固治疗。

所以在体质调理上选用了气虚体质膏方和阴虚体质膏方以益气健脾、滋阴清热、培补肝肾；长期使用上述膏方可缓解患者疲劳乏力、面白无华等气血亏虚证候以及失眠、便秘等阴虚证候，同时配合情志、运动、饮食调养以期达到"正气存内，邪不可干"。长期坚持体质调理、使用体质膏方，能有效缓解或减轻患者放化疗的毒副作用。

案例 11
痰 湿 质

（腹泻，下肢水肿，免疫力低下，枕部结节，左肾囊肿）

姓名：高某某　　性别：女　　年龄：76岁　　初诊时间：2019年8月5日

一、主诉：腹泻伴下肢水肿3月余。

二、病史资料：大便次数多，1天4~5次；下肢水肿；免疫力差，易感冒，感冒后至少1个月才能好转；汗多；头枕部长有结节（具体不详）；尿失禁；舌暗红，苔薄白腻，脉弦，按之无力。

三、西医诊断：慢性腹泻，高血压，骨质增生，骨质疏松，腰椎间盘突出，左侧肾囊肿。

四、体质辨识报告

表 3-11-1 体质辨识结论图表

平和质	气虚质	阳虚质	阴虚质	痰湿质	湿热质	血瘀质	气郁质	特禀质
24	4	7	10	17	6	9	6	5

表 3-11-2 舌象结论

舌色	局部特征		苔色	苔质				舌形			
	边尖红	瘀点瘀斑		厚薄	腻	腐	苔剥	胖瘦	齿痕	点刺	裂纹
舌暗红	无	无	苔白	薄	有	无	无	适中	无	无	无

表 3-11-3 脉象结论

	脉位	脉率（次/分）	脉节律	脉力	紧张度	流利度	脉名
右手关部	中	77	齐	无力	弦	无滑、涩特征	脉弦

五、体质报告结论：痰湿质。

六、体质分析

痰湿质：该患者大便次数多，1 天 4~5 次；下肢水肿；头枕部长有结节（具体不详）；既往有左侧肾囊肿病史，苔白腻，脉按之无力。通过症状分析并结合诊断，考虑患者为痰湿质。

七、调体方案

早空腹：痰湿质膏方。

晚睡前：痰湿质膏方。

一次 1 袋（18 g），一日两次，3 个月为一周期。

{饮食禁忌}痰湿体质的人宜少食甜黏、油腻、肥甘厚味等容易助湿生痰的食物，如甜饮料、饴糖、李子、石榴、大枣、枇杷、肥肉等。

{个体化调养建议}起居有常，避寒祛湿；加强锻炼，保持心情愉悦，配合灸法调理。

八、复诊

该患者体质倾向于痰湿质，定期多次复诊，通过5年的体质调理，患者各种症状较前明显好转，最近一次复查体质仍倾向于痰湿质，但其数值较最初有所下降。

表 3-11-4　复查体质辨识结论图表

复诊时间：2024 年 8 月 24 日

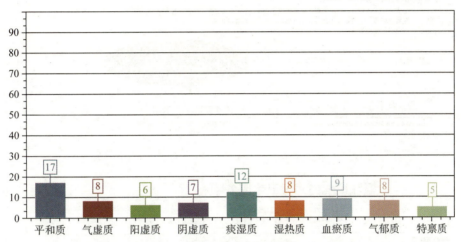

表 3-11-5　复查舌象结论

复诊时间：2024 年 8 月 24 日

舌色	局部特征		苔色	苔质				舌形			
	边尖红	瘀点瘀斑		厚薄	腻	腐	苔剥	胖瘦	齿痕	点刺	裂纹
舌淡红	无	无	苔黄	厚	有	无	无	胖	有	无	有

表 3-11-6　复查脉象结论

复诊时间：2024 年 8 月 24 日

脉位	脉率（次/分）	脉节律	脉力	紧张度	流利度	脉名
右手关部	中	46	不齐	无力	无弦、紧特征	无滑、涩特征	脉虚而代

九、疗效反馈

坚持调理：精神状态好，食欲良好，心情舒畅；免疫力提升，近期未发生感冒；汗多较前好转；下肢水肿消失；头枕部结节消失；左侧肾囊肿消失（如图 3-11-1）。

慢病管理后：大便基本正常，现一天 2 次。

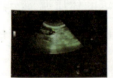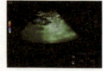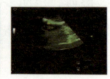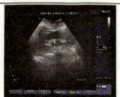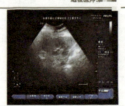

图 3-11-1　检查指标对比

十、体会

这是一位明显痰湿体质的患者。《素问·阴阳应象大论》中有云:"风胜则动,热胜则肿,燥胜则干,寒胜则浮,湿胜则濡泄",湿邪偏胜,会出现濡泻。而《景岳全书》中曰:"泄泻之本,无不由于脾胃",脾胃虚弱,不能受纳水谷、运化精微,反而聚水成湿,致湿滞内生,清浊不分,故腹泻;而痰湿质主要因脾虚运化失司,水湿内停,积聚体内,日久聚湿成痰,痰气郁结,可致结节、囊肿,故该患者枕部有结节、左肾有囊肿;水湿聚于下肢,故下肢水肿,正如《素问·太阴阳明论》"伤于湿者,下先受之";苔薄白腻、脉无力为水湿内停之象。痰湿体质的人需健脾化痰祛湿,故使用痰湿体质膏方以健脾化痰祛湿,可有效改善患者病症,长期坚持使用,配合"一人一方"的慢病膏方,加强化痰祛湿的功效。患者反馈目前症状均得到有效缓解,左侧肾囊肿及头枕部结节均消失,体现出体质调理的优势,可见长期坚持体质调理,一定会取得满意的效果。

案例 12
痰湿质兼血瘀质

(反复胸闷心慌,高血压,冠心病,疲劳乏力,老年斑)

姓名:高某某　　性别:男　　年龄:80岁　　初诊时间:2018年5月24日

一、主诉:反复胸闷心慌数年。

二、病史资料:反复胸闷、心慌,疲劳乏力,行走困难,表现为无法上楼梯,新冠病毒感染后气虚明显;偶有气短;面色晦暗,面部、手部有老年斑、色斑;长期腰酸背痛;大便秘结难解,排便不爽;花粉过敏;舌质暗红,舌体胖大,苔白腻,脉弦滑。

三、西医诊断:冠心病,高血压,脑梗死,胆囊切除术后。

四、体质辨识报告

表 3-12-1 体质辨识结论图表

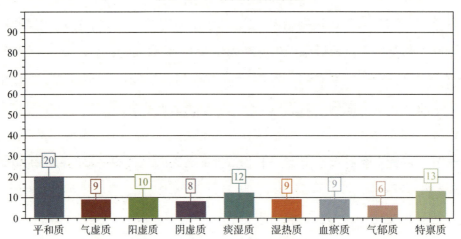

五、体质报告结论：特禀质兼痰湿质（结合患者主要症状及诊断考虑调理痰湿质和血瘀质）。

六、体质分析

痰湿质：该患者胸闷、心慌，大便秘结难解，排便不爽；舌体胖大，苔白腻，脉滑。通过症状分析，考虑患者为痰湿质。

血瘀质：该患者面色晦暗，面部、手部有老年斑、色斑；长期腰酸背痛；既往有高血压、冠心病、脑梗死、胆囊切除手术病史，舌质暗红，脉弦。通过症状分析并结合诊断，考虑患者为血瘀质。

七、调体方案

早空腹：痰湿质膏方。

晚睡前：血瘀质膏方。

一次 1 袋（18 g），一日两次，3 个月为一周期。

{饮食禁忌} 痰湿体质的人宜少食甜黏、油腻、肥甘厚味等容易助湿生痰的食物，如甜饮料、饴糖、李子、石榴、大枣、枇杷、肥肉等；血瘀体质的人宜少食生冷、寒凉、酸涩等容易凝滞血脉的食物，如冷饮、冰冻食品、荸荠、冬瓜、绿豆、梨子、柿子、田螺、螺蛳等。

{个体化调养建议} 起居有常，温暖舒适；锻炼身体，减少户外运动，室内可练八段锦、五禽戏、太极拳等；避免接触各种过敏原，如尘螨、花粉、冷空气等；保持室内及生活用品清洁；保持心情愉悦。

八、复诊

该患者体质倾向于血瘀质及痰湿质，通过近 6 年的体质调理，患者症状较前好转，且整体平和质比较稳定，最近一次复查体质仍倾向于血瘀质，痰湿质数值较前稍有下降。

表 3-12-2 复查体质辨识结论图表

复诊时间：2024 年 9 月 11 日

平和质 19；气虚质 7；阳虚质 12；阴虚质 8；痰湿质 11；湿热质 13；血瘀质 13；气郁质 8；特禀质 5

九、疗效反馈

调理半年：疲劳乏力、行走困难较前好转，表现为可以提稍重的物品上六楼。

坚持调理：精气神明显提升；面部老年斑变小、手背黑色斑点全部消失，皮肤变白；服用 3 个月气虚质膏方后，新冠导致的气虚症状好转；腰酸背痛改善，现在偶有膝关节、腰部不适。

反馈视频二维码

十、体会

该患者虽然初次辨识体质以特禀质和痰湿质为主，但根据患者主要的症状和诊断，考虑从痰湿质和血瘀质开始调理改善患者体质，在长期调理过程中配合气虚体质膏方以提高患者抗邪能力，从而减少过敏发生。《金匮要略》云："脾气虚弱则生湿。"清代张志聪在《素问集注·五脏生成篇》中说："脾主运化水谷之精，以生养肌肉，故主肌肉。"患者脾虚运化失常，致使痰湿壅盛，困遏四肢，故表现为肢体沉重、疲劳乏力、行走困难等；血瘀明显，易致血脉瘀滞，日久可形成瘀斑瘀点、包块甚至肿瘤，调理上需健脾化痰利湿，活血化瘀通络，通过使用痰湿体质膏方和血瘀体质膏方改善患者胸闷、疲劳乏力、行走困难、面部及手部老年斑等症状。患者反馈目前症状均较前好转,但仍需坚持体质调理,使用体质膏方,以期保持平和质的健康状态。

案例 13
气虚质兼阴虚质

（失眠，双下肢乏力，反复感冒，脾胃功能差）

姓名：葛某某　　性别：女　　年龄：67岁　　初诊时间：2023年3月13日

一、主诉：失眠伴双下肢乏力2月余。

二、病史资料：睡眠质量差，入睡困难，盗汗；平素易疲乏，双下肢乏力，活动后明显；易反复感冒，面色无华；晨起口干；平素脾胃功能差，进食酸的、甜的、凉的食物则胃脘部不适，伴有反酸，服用多种中药均效果不佳；胁肋部胀满；小便偏黄；体检血常规某些指标异常（具体不详）；舌淡红，苔白厚腻，脉弦缓。

三、西医诊断：睡眠障碍，胃息肉切除术后（2018年），心脏射频消融术后（2019年）。

四、体质辨识报告

表 3-13-1　体质辨识结论图表

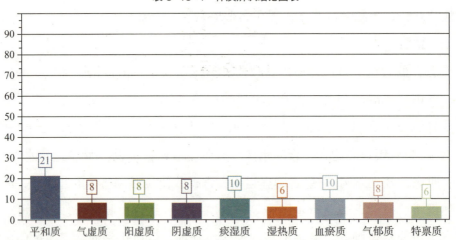

表 3-13-2　舌象结论

舌色	局部特征		苔色	苔质				舌形			
	边尖红	瘀点瘀斑		厚薄	腻	腐	苔剥	胖瘦	齿痕	点刺	裂纹
舌淡红	无	无	苔白	厚	有	无	无	适中	无	无	无

表 3-13-3　脉象结论

	脉位	脉率（次/分）	脉节律	脉力	紧张度	流利度	脉名
右手关部	中	68	齐	有力	弦	无滑、涩特征	脉缓弦

五、体质报告结论：痰湿质兼血瘀质。

六、体质分析

气虚质：该患者平素易疲乏，双下肢乏力，活动后明显；易感冒，面色无华；舌淡红，脉弦缓。通过症状分析，考虑患者为气虚体质。气虚则气的推动无力，气不行血，血脉凝滞不通，则生瘀血，而脾气虚则可致痰湿凝聚，所以在调理痰湿、血瘀体质之前需改善患者的气虚情况。

阴虚质：该患者睡眠质量差，入睡困难，盗汗；晨起口干；脉弦缓。通过症状分析，考虑患者为阴虚体质。

七、调体方案

早空腹：气虚质膏方。

晚睡前：阴虚质膏方。

一次1袋（18 g），一日两次，3个月为一周期。

{饮食禁忌}气虚体质的人宜少食生冷性凉、油腻厚味、辛辣刺激等容易耗气破气的食物；阴虚体质的人宜少食油腻、辛辣、性味温热等易损伤人体阴液的食物；同时宜少食肥甘厚味、甜腻以及生冷寒凉等易聚湿生痰、凝滞血脉的食物。

{个体化调养建议}起居有常，适度运动，应"形劳而不倦"，练习太极站桩功；保持心境平和、心情愉悦。

八、复诊

该患者初始症状以气虚及阴虚为主，故目前调理以气虚质膏方和阴虚膏质方为主，定期复查体质，患者气虚质、阴虚质较前稍改善，但痰湿质、血瘀质仍明显。

表 3-13-4　复查体质辨识结论图表

复诊时间：2024 年 6 月 25 日

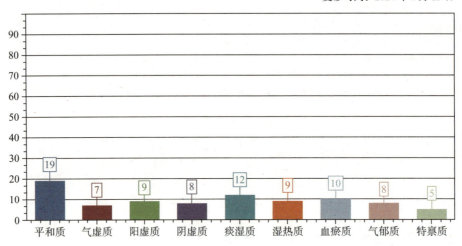

表 3-13-5　复查舌象结论

复诊时间：2024 年 6 月 25 日

舌色	局部特征		苔色	苔质				舌形			
	边尖红	瘀点瘀斑		厚薄	腻	腐	苔剥	胖瘦	齿痕	点刺	裂纹
舌淡红	无	无	苔白	厚	有	无	无	适中	无	无	无

表 3-13-6　复查脉象结论

复诊时间：2024 年 6 月 25 日

	脉位	脉率（次／分）	脉节律	脉力	紧张度	流利度	脉名
右手关部	中	66	齐	有力	弦	无滑、涩特征	脉缓弦

九、疗效反馈

调理半个月：气色改善，面色较前红润。

调理 1 个周期：睡眠质量提升；精神状态显著好转，走路有劲；反复感冒情况好转；胁肋胀满缓解；小便黄的情况改善；口干缓解；体检各项指标基本正常（具体不详）。

反馈视频二维码

十、体会

该患者症状以气虚和阴虚为主，整体呈现一个气阴两虚的状态，长期口服气虚体质膏方和阴虚体质膏方，坚持调体 1 个周期后气阴两虚的症状较前明显改善。定期复诊体质后，考虑之后会以调理痰湿质和血瘀质为主。正如《素问·刺法论》

所说,"正气存内,邪不可干",所以要补足正气,改善气虚等正气不足的状态,才能有充足的动力去调理其他偏颇体质。而调理体质是一个长期坚持的过程,只有长期坚持,才能取得更好的效果,达到《素问·上古天真论》中"恬淡虚无,真气从之,精神内守,病安从来"的状态。

案例 14
血瘀质兼阴虚质

（便秘,高血压,代谢综合征,易感冒,流涎）

姓名：谷某某　　性别：男　　年龄：73 岁　　初诊时间：2020 年 7 月 10 日

一、主诉：便秘、血压控制不佳 3 个月。

二、病史资料：便秘,偶 1 天 2~3 次；血压控制不佳,血压波动在（150~160）/（80~90）mmHg；夜间流涎；怕热明显,动则发热；免疫力差,1 年感冒 10~20 次,基本每月都会感冒；医院体检各项指标偏高,血压、血糖、尿酸、胆固醇等均偏高；舌淡紫,舌体胖大有齿痕,苔黄白厚腻,舌下脉络紫黯,脉弦迟,按之无力。

三、西医诊断：便秘,高血压,慢性咽炎,泪囊炎（2020-06-24）,代谢综合征。

四、体质辨识报告

表 3-14-1　体质辨识结论图表

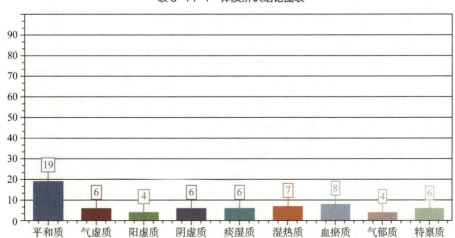

表 3-14-2 舌象结论

舌色	局部特征		苔色	苔质				舌形			
	边尖红	瘀点瘀斑		厚薄	腻	腐	苔剥	胖瘦	齿痕	点刺	裂纹
舌淡紫	无	无	苔黄白相兼	厚	有	无	无	胖	有	无	无

表 3-14-3 脉象结论

	脉位	脉率（次/分）	脉节律	脉力	紧张度	流利度	脉名
右手关部	中	55	齐	有力	弦	无滑、涩特征	脉虚弦迟

五、体质报告结论：血瘀质兼湿热质（根据患者症状及诊断考虑调理阴虚质和血瘀质）。

六、体质分析

阴虚质：该患者便秘，偶1天2~3次；怕热明显，动则发热；有长期便秘、慢性咽炎病史；舌淡紫，脉按之无力。通过症状分析并结合及诊断，考虑患者为阴虚质。

血瘀质：该患者医院体检各项指标偏高，血压、血糖、尿酸、胆固醇等均偏高，既往有痛风病史，舌淡紫，舌下脉络紫黯，脉弦迟，按之无力。通过症状分析，考虑患者为血瘀质。

七、调体方案

早空腹：血瘀质膏方。

晚睡前：阴虚质膏方。

一次1袋（18 g），一日两次，3个月为一周期。

{饮食禁忌}血瘀体质的人宜少食生冷、寒凉、酸涩等容易凝滞血脉的食物，如冷饮、冰冻食品、荸荠、冬瓜、绿豆、梨子、柿子、田螺、螺蛳等；阴虚体质的人宜少食油腻、辛辣、性味温热等易损伤人体阴液的食物，如油炸物、辣椒、花椒、韭菜、桂圆、荔枝、虾、羊肉等。

{个体化调养建议}起居有常，注意避暑、避寒；加强户外运动；保持心境平和、心情愉悦，配合穴位按摩。

八、复诊

患者体质基本以平和质为主，倾向于血瘀质和痰湿质，根据患者症状及诊断，考虑调理血瘀质和阴虚质。通过近4年的体质调理，患者各种症状较前好转，各项指标均基本正常，最近一次复查倾向于痰湿质，血瘀质数值较前降低，平和质数值较前升高。

表 3-14-4　复查体质辨识结论图表

复诊时间：2024年9月6日

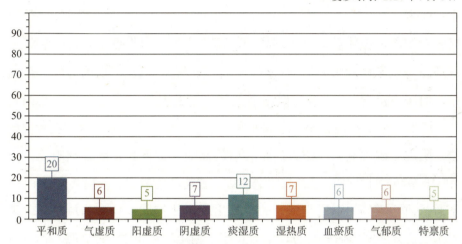

表 3-14-5　复查舌象结论

复诊时间：2024年9月6日

舌色	局部特征		苔色	苔质				舌形			
	边尖红	瘀点瘀斑		厚薄	腻	腐	苔剥	胖瘦	齿痕	点刺	裂纹
舌淡红	无	无	苔黄白相兼	厚	有	无	无	适中	无	无	有

表 3-14-6　复查脉象结论

复诊时间：2024年9月6日

脉位	脉率（次/分）	脉节律	脉力	紧张度	流利度	脉名
右手关部	沉	58	齐	无力	弦	无滑、涩特征	脉虚弦迟沉

九、疗效反馈

调理1个月：便秘较前改善，目前排便规律、顺畅。

调理3个月：身体状态较以前好，流涎现象减少。

调体3年余：身体怕热现象明显改善，精神状态明显好转；免疫力提升，既往1年感冒10~20次，调理后近3年未曾感冒，身体状态良好；现在各项指标改善，痛风彻底好转，尿酸、胆固醇指标正常，血压、血糖稳定。

反馈视频二维码

十、体会

该患者初次辨识体质虽以血瘀质和痰湿质为主,但根据患者当时症状及诊断考虑调理患者血瘀质和阴虚质。《读医随笔·方药类》载:"燥屎为津液耗虚,肠胃燥结,而屎不得下";而《扁鹊心书·便秘》也记载:"老人气虚,及妇人产后血少,致津液不行,不得通流,故大便常结"。通过体质辨识,考虑患者便秘为阴虚所致,阴虚则阴不制阳,虚火内生,燔灼津液,故便秘;阴虚则阳亢,阳亢于上,则血压易高,且怕热;患者又年老体虚,脏腑功能减退,久病必瘀,血脉瘀滞,脉络不通,血行不畅,不通则痛,故也易出现血压控制不住和痛风等。调理上使用血瘀体质膏方和阴虚体质膏方以活血化瘀、滋阴清热,可有效缓解患者上述症状。长期坚持体质调理,定期复查体质,及时调整方案,长期坚持一定会有所获益。

案例 15
血瘀质兼湿热质

(口苦,口有异味,大便不成形,怕冷)

姓名:郭某某　　性别:女　　年龄:74 岁　　初诊时间:2021 年 5 月 22 日

一、主诉:口苦、口有异味伴大便不成形 2 月余。

二、病史资料:口苦、口有异味、口干、口腔有黏腻感;大便不成形、稀溏,粘马桶;自觉舌体胖大,说话时"大舌头";平素易感冒,天气变化时明显;怕冷,手足不温;右手静脉血管曲张;舌淡紫,苔黄白厚腻,脉弦。

三、西医诊断:结肠息肉,子宫肌瘤,右手静脉曲张,结肠息肉术后(2 次)。

四、体质辨识报告

表 3-15-1 体质辨识结论图表

平和质	气虚质	阳虚质	阴虚质	痰湿质	湿热质	血瘀质	气郁质	特禀质
21	5	7	7	8	9	10	6	7

表 3-15-2 舌象结论

舌色	局部特征		苔色	苔质				舌形			
	边尖红	瘀点瘀斑		厚薄	腻	腐	苔剥	胖瘦	齿痕	点刺	裂纹
舌淡紫	无	无	苔黄白相兼	厚	有	无	无	适中	无	无	无

表 3-15-3 脉象结论

	脉位	脉率（次/分）	脉节律	脉力	紧张度	流利度	脉名
右手关部	中	75	齐	中	弦	无滑、涩特征	脉弦

五、体质报告结论：血瘀质兼湿热质。

六、体质分析

血瘀质：该患者右手静脉血管曲张；既往有子宫肌瘤、结肠息肉，两次结肠息肉术后；舌淡紫，脉弦。通过症状分析并结合诊断，考虑患者为血瘀质。

湿热质：该患者口苦、口有异味、口干、口腔有黏腻感；大便不成形、稀溏，粘马桶；自觉舌体胖大，说话时"大舌头"；苔黄白厚腻，脉弦。通过症状分析，考虑患者为湿热质。

七、调体方案

早空腹：湿热质膏方。

晚睡前：血瘀质膏方。

一次 1 袋（18 g），一日两次，3 个月为一周期。

{饮食禁忌} 血瘀体质的人宜少食生冷、寒凉、酸涩等容易凝滞血脉的食物，如冷饮、冰冻食品、荸荠、冬瓜、绿豆、梨子、柿子、田螺、螺蛳等；湿热体质的人宜少食辛辣燥烈、大热大补、易助长人体湿热的食物，如烧烤食物、辣椒、生姜、大蒜、狗肉、羊肉、牛肉等温热之品，宜戒烟戒酒，烟酒容易助湿生热，是导致人体湿热的重要原因。

{个体化调养建议}起居有节，避寒祛湿；加强户外运动，外出旅游；保持心情愉悦舒畅。

八、复诊

该患者体质基本为平和质，倾向于血瘀质和湿热质，通过近 2 年的体质调理，患者各种症状较前均有明显改善，最近一次复查体质患者体质为平和质，湿热质、血瘀质数值较前降低，平和质数值较前升高。

表 3-15-4 复查体质辨识结论图表

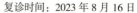

复诊时间：2023 年 8 月 16 日

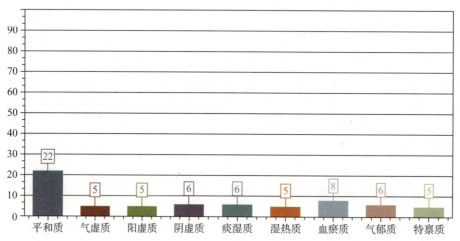

表 3-15-5 复查舌象结论

复诊时间：2023 年 8 月 16 日

舌色	局部特征		苔色	苔质				舌形			
	边尖红	瘀点瘀斑		厚薄	腻	腐	苔剥	胖瘦	齿痕	点刺	裂纹
舌淡紫	无	无	苔黄白相兼	厚	有	无	无	适中	有	无	无

表 3-15-6 复查脉象结论

复诊时间：2023 年 8 月 16 日

	脉位	脉率（次/分）	脉节律	脉力	紧张度	流利度	脉名
右手关部	中	80	不齐	无力	无弦、紧特征	无滑、涩特征	脉结

九、疗效反馈

坚持调理：整体身体状态好；口干、口苦较前有所缓解，口有异味情况好转，口腔黏腻感基本消失；说话时无明显"大舌头"情况；免疫力提升，易感冒较前改善；怕冷缓解，手足温暖；右手静脉血管曲张较前有所好转；大便不成形、粘马桶情况改善，现大便每天一次，基本成形。

反馈视频二维码

十、体会

该患者血瘀质和湿热质最为明显；静脉曲张在中医中被称为"筋瘤"，《灵枢·刺节真邪》中提到"筋屈不得伸，邪气居其间而不得反，发为筋瘤"，此外，《外科正宗》中有"筋瘤者，坚而色紫，垒垒青筋，盘曲甚者结若蚯蚓"。静脉曲张是由于筋脉损伤，气血运行不畅，血壅于下，瘀血阻滞脉络扩张充盈，日久交错盘曲而成。而湿热也会影响气血运行；气血运行不畅，易形成瘀血，日久可能会导致身体长结节、包块、息肉甚至肿瘤。明代李梴的《医学入门·卷四·口舌唇》中提到："脾热则口甘或臭，口臭者胃热也。"脾胃湿热，阻遏中焦，中焦气机不通，且胃开窍于口，故口臭、苔黄白厚腻。《灵枢·四时气篇》中记载："胆液泄，则口苦。"口苦，多为热证，是火热之邪内侵的表现，所以调理上宜活血化瘀、清热利湿，故长期使用血瘀体质膏方和湿热体质膏方能有效缓解患者口干、口苦、口有异味、大便不成形等湿热质所致症状和静脉血管曲张等血瘀质所致疾病。体质调理是一个漫长的过程，需要长期坚持，才能取得满意的效果。

案例 16

血瘀质兼湿热质

（慢性萎缩性胃炎，失眠，头晕，神经衰弱）

姓名：何某某　　性别：男　　年龄：77 岁　　初诊时间：2024 年 5 月 16 日

一、主诉：胃脘部不适 50 余年，失眠、头晕数月。

二、病史资料：胃脘部不适，消化不良；头晕，头轻微摇动或上楼梯转圈头晕明显，头重脚轻，如踩棉花；睡眠差，经常做噩梦，易惊醒，夜尿 3~4 次；记忆力明显下降；大便不成形，每天 3~5 次；舌质淡红，苔黄白厚腻，舌边有齿痕，脉沉结。

三、西医诊断：慢性萎缩性胃炎，高血压，动脉硬化，神经衰弱，脑梗死，肾囊肿，双肾结石，肝囊肿，前列腺增生。

四、体质辨识报告

表 3-16-1 体质辨识结论图表

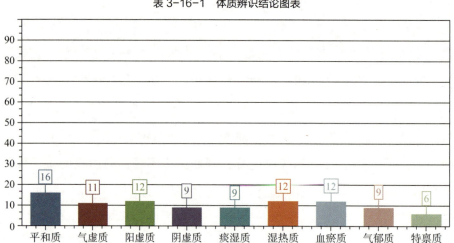

表 3-16-2 舌象结论

舌色	局部特征		苔色	苔质				舌形			
	边尖红	瘀点瘀斑		厚薄	腻	腐	苔剥	胖瘦	齿痕	点刺	裂纹
舌淡红	无	无	苔黄白相兼	厚	有	无	无	适中	有	无	无

表 3-16-3 脉象结论

	脉位	脉率（次/分）	脉节律	脉力	紧张度	流利度	脉名
右手关部	沉	64	不齐	无力	无弦、紧特征	无滑、涩特征	脉沉而结

五、体质报告结论：血瘀质兼湿热质。

六、体质分析

血瘀质：该患者记忆力明显下降；既往有高血压、动脉硬化、先兆脑梗、肾囊肿、双肾结石、肝囊肿、前列腺增生病史，脉沉结。通过症状分析并结合诊断，考虑患者为血瘀质。

湿热质：该患者头晕，头轻微摇动或上楼梯转圈头晕明显，头重脚轻，如踩棉花；睡眠差，胃脘部不适，消化不良；大便不成形，每天3~5次；舌淡红，苔黄白厚腻，舌边有齿痕。通过症状分析，考虑患者为湿热质。

七、调体方案

早空腹：湿热质膏方。

晚睡前：血瘀质膏方。

一次1袋（18 g），一日两次，3个月为一周期。

{饮食禁忌}血瘀体质的人宜少食生冷、寒凉、酸涩等容易凝滞血脉的食物，如冷饮、冰冻食品、荸荠、冬瓜、绿豆、梨子、柿子、田螺、螺蛳等；湿热体质的人宜少食辛辣燥烈、大热大补、易助长人体湿热的食物，如烧烤食物以及辣椒、生姜、大蒜、狗肉、羊肉、牛肉等温热之品，宜戒烟戒酒，烟酒容易助湿生热，是导致人体湿热质的重要原因。

{个体化调养建议}起居有常，祛寒避湿；加强户外运动；保持心境平和、心情舒畅；参加社区活动。

八、复诊

该患者体质倾向于血瘀质和湿热质，但患者调理时间尚短，调理一个周期后患者症状较前稍有缓解，复查体质湿热质保持不变，血瘀质数值较前有所下降，目前痰湿质较为明显，但平和质较前上升，整体体质在逐步向平和质转变。

表3-16-4 复查体质辨识图表

复诊时间：2024年8月22日

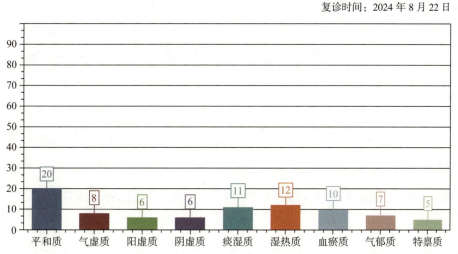

表 3-16-5　复查舌象结论

复诊时间：2024 年 8 月 22 日

舌色	局部特征		苔色	苔质				舌形			
	边尖红	瘀点瘀斑		厚薄	腻	腐	苔剥	胖瘦	齿痕	点刺	裂纹
舌淡红	无	无	苔黄白相兼	厚	有	无	无	适中	有	无	有

表 3-16-6　复查脉象结论

复诊时间：2024 年 8 月 22 日

脉位	脉率（次 / 分）	脉节律	脉力	紧张度	流利度	脉名
右手关部	中	92	不齐	无力	无弦、紧特征	无滑、涩特征	脉促而虚

九、疗效反馈

调理 30 余天：精神状态有所好转；头晕有所减轻，上楼梯转圈后没有特别不适，走路基本没有踩棉花感；睡眠较前明显改善，现在基本无夜尿；胃脘不适、消化不良情况明显好转；大便改善，现在比较成形，1~2 次 / 天。

反馈视频二维码

十、体会

该患者血瘀质和湿热质较为明显，患者为老年男性，病程长，年老体虚，脾胃虚弱，运化无力，致使水湿内停，日久郁而化热，导致湿热内盛，阻遏中焦，故胃脘不适、消化不良；湿热邪气上扰，清阳不升，故头晕、头重脚轻等。《素问·逆调论》云"胃不和则卧不安"，脾主运化、主升清，胃主降浊，脾胃功能相互配合，则可升清降浊，且是气机升降之枢纽。若脾胃虚弱，或进食过多，则导致食物积滞于胃，酿生湿热，壅遏于中焦，湿热上扰心神，胃气失和进而气机升降不利，阴阳失交，最终影响睡眠，故睡眠差、易惊醒；而"久病必瘀"，血脉瘀滞，血行不畅，可致耳窍失养，故听力下降；且血脉瘀滞日久，导致新血不生，故易患囊肿、结节、结石等病症。

故该患者使用血瘀体质膏方和湿热体质膏方以活血化瘀、清热利湿，而通过患者反馈目前症状较前有所缓解，该患者调理体质时间尚短，且配合一人一方的慢病膏方，对于该患者效果很好，达到了"1+1>2"的效果。长期坚持体质调理并配合慢病管理，可以保持较为健康的状态，达到"既病防变"的效果。

案例 17
痰湿质兼湿热质

（头部湿疹，失眠，糖尿病）

姓名：侯某某　　性别：男　　年龄：67岁　　初诊时间：2021年3月27日

一、**主诉**：头部湿疹伴失眠数月。

二、**病史资料**：头部湿疹明显，伴瘙痒；睡眠差，入睡困难，多梦；口干，口苦，口臭；大便不成形，排便不爽，大便粘马桶；舌淡紫，苔黄厚腻，脉沉弦促，按之无力。

三、**西医诊断**：慢性湿疹，睡眠障碍，糖尿病。

四、**体质辨识报告**

表 3-17-1　体质辨识结论图表

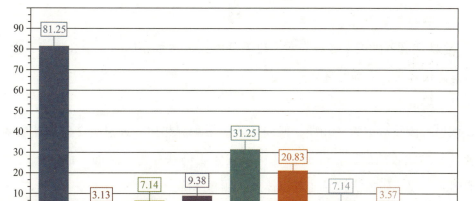

表 3-17-2　舌象结论

舌色	局部特征		苔色	苔质				舌形			
	边尖红	瘀点瘀斑		厚薄	腻	腐	苔剥	胖瘦	齿痕	点刺	裂纹
舌淡紫	无	无	苔黄	厚	有	无	无	适中	无	无	无

表 3-17-3　脉象结论

	脉位	脉率（次/分）	脉节律	脉力	紧张度	流利度	脉名
右手关部	没	100	不齐	无力	弦	无滑、涩特征	脉沉弦促

五、**体质报告结论**：痰湿质兼湿热质。

六、体质分析

痰湿质：该患者睡眠差，入睡困难，多梦；大便不成形，排便不爽，大便粘马桶；有糖尿病病史，苔腻，脉弦，按之无力。通过症状分析并结合诊断，考虑患者为痰湿质。

湿热质：该患者头部湿疹明显，伴瘙痒；口苦、口臭；有慢性湿疹病史，苔黄厚腻，脉沉弦促。通过症状分析并结合诊断，考虑患者为湿热质。

七、调体方案

早空腹：痰湿质膏方。

晚睡前：湿热质膏方。

一次1袋（18 g），一日两次，3个月为一周期。

{饮食禁忌}痰湿体质的人宜少食甜的、油腻、肥甘厚味等容易助湿生痰的食物，如高糖饮料、饴糖、李子、石榴、大枣、枇杷、肥肉等；湿热体质的人宜少食辛辣燥烈、大热大补、易助长人体湿热的食物，如烧烤食物及辣椒、生姜、大蒜、狗肉、羊肉、牛肉等温热之品，同时应戒烟戒酒，烟酒容易助湿生热，是导致人体湿热的重要原因。

{个体化调养建议}起居有常，避暑祛湿；加强户外运动，如爬山、旅游；保持心情愉快舒畅，参加社区活动。

八、复诊

该患者体质基本为平和质，倾向于痰湿质和湿热质，通过近2年的体质调理，患者各种症状较前好转，而最近一次复查体质仍基本为平和质，倾向于痰湿质，而痰湿质、湿热质数值较最初辨识体质时明显下降。

表 3-17-4 复查体质辨识结论图表

复诊时间：2023年11月25日

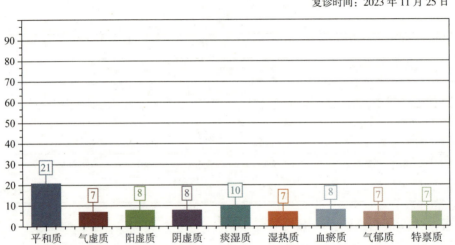

表 3-17-5　复查舌象结论

复诊时间：2023 年 11 月 25 日

舌色	局部特征		苔色	苔质				舌形			
	边尖红	瘀点瘀斑		厚薄	腻	腐	苔剥	胖瘦	齿痕	点刺	裂纹
舌淡红	无	无	苔灰黑	厚	有	无	无	胖	无	无	有

表 3-17-6　复查脉象结论

复诊时间：2023 年 11 月 25 日

脉位	脉率（次/分）	脉节律	脉力	紧张度	流利度	脉名
右手关部	中	78	齐	有力	弦	无滑、涩特征	脉弦

九、疗效反馈

坚持调理：睡眠质量有所提升，现在入睡快，睡眠时间达 7 小时，多梦较前好转；口干改善；大便较前明显改善，目前大便成形，排便通畅，不粘马桶；血糖控制尚可，空腹血糖 6.5 mmol/L 以下；舌苔厚腻较前好转。

反馈视频二维码

十、体会

该患者以痰湿质最为明显，兼夹湿热质，二者相辅相成，《杂病源流犀烛·湿病源流》曰："湿之为病，内外因固俱有之。其由内因者，则脾土所化之湿，火盛化为湿热，水盛化为寒湿…，其由外因者，则为天雨露、地泥水、人饮食与汗衣湿衫。"湿疹发病由内外因杂合而致，内因者多为先天禀赋不耐，或后天饮食不节损伤脾胃，湿邪内蕴，又复感风、湿、热邪所致。故调理上需要健脾化痰，清热利湿；痰湿与湿热严重，易损伤中焦脾胃，脾胃功能受损，运化失常，而正如《素问·逆调论》中所说"胃不和则卧不安"，故患者出现睡眠不佳、口苦、口臭、大便不成形等症状，所以使用痰湿体质膏方和湿热体质膏方能有效缓解患者痰湿及湿热致症状，起到健脾化痰、清热利湿之效，而二者合用可加强祛湿效果。患者反馈目前症状较前明显缓解且血糖控制尚可，由此可见体质调理需要长期坚持效果更佳。

案例 18
湿热质兼气虚质

（消化不良，气短乏力，失眠，腹泻）

姓名：侯某某　　性别：女　　年龄：67岁　　初诊时间：2023年5月12日

一、**主诉**：消化不良、气短乏力数月。

二、**病史资料**：脾胃功能差，消化不良，腹胀，进食后明显；气短乏力，喜叹息；睡眠差，经常入睡困难，有时整夜无法入睡；痰多，有黄痰，不易咯出；大便不成形，呈稀糊状，舌淡红，有裂纹，苔黄白厚腻，脉弦结。

三、**西医诊断**：功能性消化不良，糖尿病，神经性皮炎，心律不齐，心肌缺血。

四、**体质辨识报告**

表 3-18-1　体质辨识结论图表

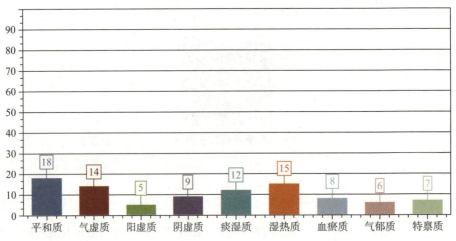

表 3-18-2　舌象结论

舌色	局部特征		苔色	苔质				舌形			
	边尖红	瘀点瘀斑		厚薄	腻	腐	苔剥	胖瘦	齿痕	点刺	裂纹
舌淡红	无	无	苔黄白相兼	厚	有	无	无	适中	无	无	有

表 3-18-3　脉象结论

脉位	脉率（次/分）	脉节律	脉力	紧张度	流利度	脉名
右手关部	中	82	不齐	有力	弦	无滑、涩特征	脉弦结

五、**体质报告结论**：湿热质兼气虚质。

六、体质分析

湿热质：该患者脾胃功能差，消化不良，腹胀，进食后明显；痰多，有黄痰，不易咯出；大便不成形，呈稀糊状，苔黄白厚腻，脉弦结。通过症状分析，考虑患者为湿热质。

气虚质：该患者气短乏力，喜叹息；经常入睡困难，整夜无法入睡；患者有心律不齐、心肌缺血病史。通过症状分析并结合诊断，考虑患者为气虚质。

七、调体方案

早空腹：气虚质膏方。

晚睡前：湿热质膏方。

一次1袋（18 g），一日两次，3个月为一周期。

{饮食禁忌}湿热体质的人宜少食辛辣燥烈、大热大补、易助长人体湿热的食物，如烧烤食物、辣椒、生姜、大蒜、狗肉、羊肉、牛肉等温热之品；气虚体质的人宜少食生冷性凉、油腻厚味、辛辣刺激等容易耗气破气的食物，如冷饮、冰冻食品、薄荷、香菜、胡椒、大蒜、柚子、槟榔等。

{个体化调养建议}起居有常，避寒祛湿；适度运动，"形劳而不倦"，配合太极站桩；保持情绪稳定、心情愉悦。

八、复诊

该患者体质倾向于气虚质和湿热质，通过3个月的体质调理，患者症状较前稍有好转，一周期后患者复查体质则倾向于痰湿质，而气虚质和湿热质数值较前降低，平和质数值较前升高。

表 3-18-4 复查体质辨识结论图表

复诊时间：2023 年 8 月 20 日

体质	平和质	气虚质	阳虚质	阴虚质	痰湿质	湿热质	血瘀质	气郁质	特禀质
数值	21	11	7	8	13	11	7	6	9

表 2-18-5　复查舌象结论

复诊时间：2023 年 8 月 20 日

舌色	局部特征		苔色	苔质				舌形			
	边尖红	瘀点瘀斑		厚薄	腻	腐	苔剥	胖瘦	齿痕	点刺	裂纹
舌淡红	无	无	苔黄	厚	有	无	无	适中	有	无	无

表 3-18-6　复查脉象结论

复诊时间：2023 年 8 月 20 日

脉位	脉率（次/分）	脉节律	脉力	紧张度	流利度	脉名
右手关部	中	69	齐	无力	弦	无滑、涩特征	脉缓弦

九、疗效反馈

坚持调理：气短乏力较前改善，喜叹息情况减少；睡眠质量改善，能尽快入睡；胃肠道功能提升，无明显腹胀；痰较前减少；大便目前基本正常。

反馈视频二维码

十、体会

该患者目前主要以气短乏力、痰多、大便不成形、睡眠差等症状为主，辨识后气虚质和湿热质较为明显，故调理上需补肺益气，清热利湿为主。《难经·十四难》曰："损其肺者，益其气；损其心者，调其营卫；损其脾者，调其饮食，适其寒温；损其肝者，缓其中；损其肾者，益其精，此治损之法也。"该患者为老年女性，年老体虚，肺气不足，肺失宣肃，故气短乏力、痰多；脾胃虚弱，运化失常，故进食后消化不良、腹胀；脾虚则运化无力，水湿内停，日久郁而化热，导致湿热壅盛，湿热聚集肠道，导致大便不成形，呈稀糊状；而心气虚，则心神失养，故睡眠差、入睡困难等。所以使用气虚体质膏方和湿热体质膏方能有效缓解患者症状，长期坚持一定会在逐步的调理中获益。

案例 19
气虚质兼血瘀质

（双下肢乏力，消瘦，肺结节，慢性浅表性胃窦炎，咳嗽）

姓名：侯某某　　性别：男　　年龄：81 岁　　初诊时间：2023 年 5 月 20 日

一、主诉：双下肢乏力伴消瘦 2 年。

二、病史资料：新冠病毒感染后患者自觉身体状态不佳，双下肢乏力；食欲差，消瘦，体重由 92 斤（46 kg）降到 85 斤（42.5 kg）；疲劳乏力；全身疼痛；遇冷、遇热、遇刺激则易咳嗽，说话多后则咽痒；睡眠差，早醒，醒后难以入睡；舌淡红，舌体胖大，苔黄厚腻，脉结弦，按之无力。

三、西医诊断：高血压，冠心病（冠脉支架置入术后），脑供血不足，轻度脑梗塞，骨质增生，慢阻肺，肺气肿，肺结节，支气管扩张，慢性浅表性胃窦炎。

四、体质辨识报告

表 3-19-1　体质辨识结论图表

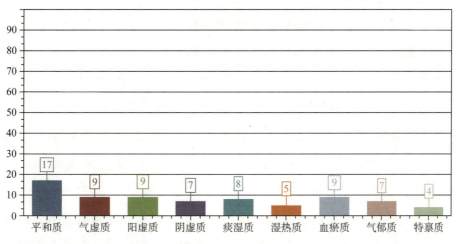

表 3-19-2　舌象结论

舌色	局部特征		苔色	苔质				舌形			
	边尖红	瘀点瘀斑		厚薄	腻	腐	苔剥	胖瘦	齿痕	点刺	裂纹
舌淡红	无	无	苔黄	厚	有	无	无	胖	无	无	无

表 3-19-3　脉象结论

脉位	脉率（次/分）	脉节律	脉力	紧张度	流利度	脉名
右手关部	中	78	不齐	无力	弦	无滑、涩特征	脉结弦

五、体质报告结论：气虚质兼血瘀质。

六、体质分析

气虚质：该患者新冠病毒感染后自觉身体状态不佳，双下肢乏力；食欲差，消瘦，体重由 46 kg 降到 42.5 kg；疲劳乏力，脉按之无力。通过症状分析，考虑患者为气虚质。

血瘀质：该患者全身疼痛；既往有高血压 10 年余，冠心病、冠脉支架置入术后，脑供血不足，轻度脑梗死，骨质增生，肺结节等病史；脉结弦，按之无力。通过症状分析并结合诊断，考虑患者为血瘀质。

七、调体方案

早空腹：气虚质膏方。

晚睡前：血瘀质膏方。

一次 1 袋（18 g），一日两次，3 个月为一周期。

{饮食禁忌}气虚兼血瘀体质的人宜少食生冷性凉、油腻厚味、辛辣刺激、酸涩等容易耗气破气、凝滞血脉的食物，如冷饮、冰冻食品、薄荷、香菜、胡椒、大蒜、柚子、槟榔、荸荠、冬瓜、绿豆、梨子、柿子、田螺、螺蛳等。

{个体化调养建议}起居有常，温暖舒适；适度运动，"形劳而不倦"，可练习太极站桩功、五禽戏、八段锦等；保持心情愉悦、舒畅，多参加社区活动。

八、复诊

该患者体质倾向于气虚质和血瘀质，通过近 4 个月的体质调理，患者症状得到有效缓解，最近一次复查体质，患者体质则倾向于阴虚质，而平和质数值较前升高，气虚质和血瘀质数值较前降低。

表 3-19-4　复查体质辨识结论图表

复诊时间：2023 年 9 月 7 日

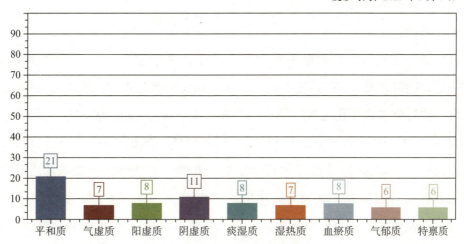

表 3-19-5　复查舌象结论

复诊时间：2023 年 9 月 7 日

舌色	局部特征		苔色	苔质				舌形			
	边尖红	瘀点瘀斑		厚薄	腻	腐	苔剥	胖瘦	齿痕	点刺	裂纹
舌淡红	无	无	苔黄	厚	有	无	无	胖	有	无	无

表 3-19-6　复查脉象结论

复诊时间：2023 年 9 月 7 日

	脉位	脉率（次/分）	脉节律	脉力	紧张度	流利度	脉名
右手关部	中	102	不齐	无力	无弦、紧特征	无滑、涩特征	脉促

九、疗效反馈

调理 1 个周期：自觉近期消化功能较前改善，食欲尚可，食量较前增加；精神状态明显改善，无疲劳乏力，现走路有劲。

调理 2 个周期：睡眠质量较前改善；在正规医院体检显示肺结节消失（体检报告遗失）。

反馈视频二维码

慢病管理后：咳嗽情况明显减少；舌苔白腻情况改善；睡眠质量明显改善，醒后难以入睡基本消失。

十、体会

该患者整体以气虚质和血瘀质为主，同时阳虚质也较为明显，而气虚质和阳虚质往往可同时并见，但在调理上仍以气虚质和血瘀质为主，健脾益气，活血化瘀。中医讲"脾胃为气血生化之源"，脾虚则气血化生乏源，故需健脾益气。《血证论·阴阳水火气血论》说："运血者，即是气。"气的充盛，气机调畅，气行则血行，血液的正常运行得以保证。《难经·二十二难》也说："气主煦之，血主濡之。"气是血液生成和运行的动力，血是气的化生基础和载体，因而有"气为血之帅，血为气之母"之说而《血证论·吐血》说："气为血之帅，血随之而运行；血为气之守，气得之而静谧。气结则血凝，气虚则血脱，气迫则血走。"气能行血，气虚则行血无力，故血行不畅，血脉不通，不通则痛，日久则成血瘀，故需活血化瘀。使用气虚体质膏方和血瘀体质膏方能有效改善患者双下肢无力、消瘦、全身疼痛等症状，且对既往基础疾病有一定的缓解作用，长期坚持调理效果更好。

案例 20
痰湿质兼血瘀质

（失眠，疲劳乏力，大便稀溏）

姓名：胡某某　　性别：女　　年龄：51 岁　　初诊时间：2023 年 4 月 4 日

一、**主诉**：失眠数年，身体沉重无力 3 月余。

二、**病史资料**：患者常年睡眠质量差，入睡困难，夜间易烦躁，口服"褪黑素""安眠药"等均无改善，自述一年有 10 个月都没有睡眠；身体沉重无力，自述像灌了铅一样，不愿意走路；肩、颈、背部沉重，有压榨感，背伸不直，手臂后转受限；精神差，疲劳乏力，头晕；潮热、五心烦热，手脚心热；腰部、膝关节以及小腹怕冷；腹胀，大便稀溏；舌淡紫，舌体胖大，边有齿痕，苔黄白厚腻，脉缓弦。

三、**西医诊断**：睡眠障碍，乳腺结节，痛风，先天性心脏病。

四、体质辨识报告

表 3-20-1　体质辨识结论图表

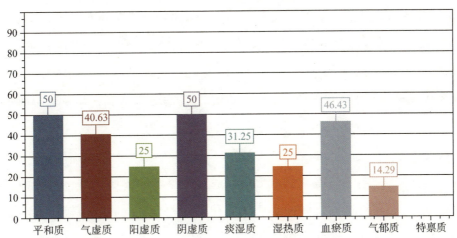

表 3-20-2　舌象结论

舌色	局部特征		苔色	苔质				舌形			
	边尖红	瘀点瘀斑		厚薄	腻	腐	苔剥	胖瘦	齿痕	点刺	裂纹
舌淡紫	无	无	苔黄白相兼	厚	有	无	无	胖	有	无	无

表 3-20-3　脉象结论

	脉位	脉率（次/分）	脉节律	脉力	紧张度	流利度	脉名
右手关部	中	67	齐	无力	弦	无滑、涩特征	脉缓弦

五、体质报告结论：阴虚质兼血瘀质（根据患者主要症状及诊断，考虑调理痰湿质和血瘀质）。

六、体质分析

痰湿质：该患者身体沉重无力，自述像灌了铅一样，不愿意走路；肩、颈、背部沉重，有压榨感，背伸不直，手臂后转受限；精神差，疲劳乏力，头晕；舌体胖大，边有齿痕，苔黄白厚腻，脉缓弦。通过症状分析，考虑患者为痰湿质。

血瘀质：该患者既往有乳腺结节、痛风、先天性心脏病病史。通过症状分析并结合诊断，考虑患者为血瘀质。

七、调体方案

早空腹：痰湿质膏方。

晚睡前：血瘀质膏方。

一次 1 袋（18 g），一日两次，3 个月为一周期。

{饮食禁忌}痰湿体质的人宜少食甜黏、油腻、肥甘厚味等容易助湿生痰的食物，如甜饮料、饴糖、李子、石榴、大枣、枇杷、肥肉等；血瘀体质的人宜少食生冷、寒凉、酸涩等容易凝滞血脉的食物，如冷饮、冰冻食品、荸荠、冬瓜、绿豆、梨子、柿子、田螺、螺蛳等。

{个体化调养建议}起居有常，温暖舒适，注意避寒祛湿；加强运动调养，配合太极站桩功；保持心情愉悦，同时进行穴位艾灸理疗。

八、复诊

该患者体质倾向于痰湿质和血瘀质，通过 1 年多的体质调理，患者各症状较前好转；最近一次复查体质倾向于痰湿质和阴虚质，痰湿质数值较初上升，血瘀质数值较前明显下降，平和质数值较前升高。

表 3-20-4 复查体质辨识结论图表

复诊时间：2024 年 9 月 28 日

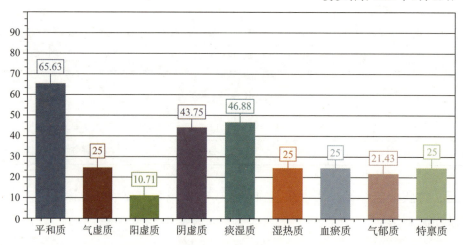

表 3-20-5 复查舌象结论

复诊时间：2024 年 9 月 28 日

舌色	局部特征		苔色	苔质				舌形			
	边尖红	瘀点瘀斑		厚薄	腻	腐	苔剥	胖瘦	齿痕	点刺	裂纹
舌淡紫	无	无	苔黄	厚	有	无	无	胖	有	无	无

表 3-20-6 复查脉象结论

复诊时间：2024 年 9 月 28 日

	脉位	脉率（次/分）	脉节律	脉力	紧张度	流利度	脉名
右手关部	中	86	不齐	无力	弦	无滑、涩特征	脉虚弦促

九、疗效反馈

调理半年：疲劳乏力较前改善，入睡困难有所好转；身体沉重较前好转，自觉现在很轻松，走 3~4 小时都可以。

坚持调理：肩颈疼痛较前好转，手臂后转不受限；睡不着、易烦躁的情况改善，现在入睡快；腹胀、大便稀溏较前明显好转，现排便顺畅，大便基本成形。

反馈视频二维码

十、体会

该患者辨识体质倾向于阴虚质和血瘀质，但根据患者就诊时困扰最大的症状是由痰湿和血瘀所致，故优先考虑调理痰湿质和血瘀质。《素问·至真要大论》中提到"诸湿肿满，皆属于脾"，脾主运化水湿，痰湿主要是由于脾胃虚弱，运化失司，导致水液内停，日久聚湿成痰，形成痰湿，且湿性重浊、黏滞，困遏肢体，则身体沉重无力；停于肩、颈、背部，亦会有沉重感；痰湿困于中焦脾胃，脾胃运化失常，清阳之气无法上升荣养头目，故头晕等，正如《丹溪心法》强调"无痰则不作眩"。痰湿严重影响气血运行，气不行血，血脉不通，日久易生瘀血，痰瘀互结，阻滞经络，日久易患增生、结节、肿瘤等。该患者在调理上宜健脾化痰祛湿，活血化瘀通络，所以使用痰湿体质膏方和血瘀体质膏方。体质调理是一个漫长的过程，且是不断变化的，故需长期坚持，定期复查体质，阶段性调整调体方案，才能取得满意效果。

案例 21
阴虚质兼血瘀质

（便秘，手指、脚趾麻木，脑供血不足）

姓名：胡某某　　**性别**：女　　**年龄**：66 岁　　**初诊时间**：2022 年 10 月 28 日

一、主诉：便秘半年。

二、病史资料：便秘，大便干结，3~4 天排便一次，手指、脚趾麻木，一直口服中药治疗效果不佳；睡眠不佳，面色晦暗；舌淡红，有裂纹，苔黄白厚腻，舌下脉络增粗、紫黯，脉缓弦，按之无力。

三、西医诊断：慢性便秘，慢性胃炎，动脉硬化，乙肝，骨质疏松，骨质增生，直肠息肉（2022年2月）。

四、体质辨识报告

表 3-21-1　体质辨识结论图表

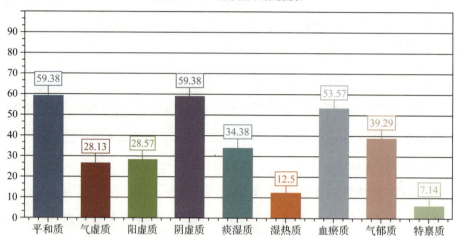

表 3-21-2　舌象结论

舌色	局部特征		苔色	苔质				舌形			
	边尖红	瘀点瘀斑		厚薄	腻	腐	苔剥	胖瘦	齿痕	点刺	裂纹
舌淡红	无	无	苔黄白相兼	厚	有	无	无	适中	无	无	有

表 3-21-3　脉象结论

	脉位	脉率（次/分）	脉节律	脉力	紧张度	流利度	脉名
右手关部	中	68	齐	无力	弦	无滑、涩特征	脉缓弦

五、体质报告结论：阴虚质兼血瘀质。

六、体质分析

阴虚质：该患者大便干结，3~4天排便一次，睡眠不佳，面色晦暗；脉缓弦，按之无力。通过症状分析，考虑患者为阴虚质。

血瘀质：该患者手指、脚趾麻木，面色晦暗；既往有动脉硬化、脑供血不足、直肠息肉等病史，舌下脉络增粗、紫黯，脉缓弦。通过症状分析并结合诊断，考虑患者为血瘀质。

七、调体方案

早空腹：血瘀质膏方。

晚睡前：阴虚质膏方。

一次1袋（18g），一日两次，3个月为一周期。

{**饮食禁忌**} 阴虚体质的人宜少食油腻、辛辣、性味温热等易损伤人体阴液的食物，如油炸物、辣椒、花椒、韭菜、桂圆、荔枝、虾、羊肉等；血瘀体质的人宜少食生冷、寒凉、酸涩等容易凝滞血脉的食物，如冷饮、冰冻食品、荸荠、冬瓜、绿豆、梨子、柿子、田螺、螺蛳。

{**个体化调养建议**} 起居有常，温暖舒适；加强户外运动；保持心境平和、情绪稳定；配合三阴交、血海等穴位艾灸理疗。

八、复诊

该患者体质倾向于阴虚质及血瘀质，通过近2年的体质调理，患者症状较前好转，定期复查体质，最近一次复查体质则倾向于痰湿质和湿热质，血瘀质和阴虚质数值较最初明显降低。

表 3-21-4　复查体质辨识结论图表

复诊时间：2024年7月29日

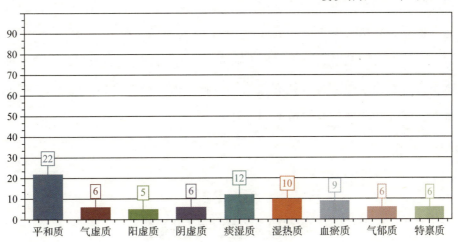

表 3-21-5　复查舌象结论

复诊时间：2024年7月29日

舌色	局部特征		苔色	苔质				舌形			
	边尖红	瘀点瘀斑		厚薄	腻	腐	苔剥	胖瘦	齿痕	点刺	裂纹
舌淡红	无	无	苔黄	厚	有	无	无	胖	有	无	无

表 3-21-6　复查脉象结论

复诊时间：2024年7月29日

脉位	脉率（次/分）	脉节律	脉力	紧张度	流利度	脉名
右手关部　中	130	不齐	无力	无弦、紧特征	无滑、涩特征	脉促而虚

注：因患者测脉未配合好，上述脉象结论中脉率不做参考。

九、疗效反馈

调理至今：面色较前好转，精气神明显改善；大便改善，现排便顺畅，1~2 天排便一次；手指、脚趾麻木情况消失；舌下络脉变浅。

反馈视频二维码

十、体会

该患者阴虚质和血瘀质明显，结合患者症状和体质结果，考虑患者为阴虚便秘。《兰室秘藏·大便结燥门》谓："若饥饱失节，劳役过度，损伤胃气，及食辛热厚味之物，而助火邪，伏于血中，耗散真阴，津液亏少，故大便燥结。"所以改善患者大便情况需滋阴清热。且患者基础疾病较多，体质较差，基础疾病改善需长期调理才能有效果，正如《素问·痹论》所说："病久入深，荣卫之行涩，经络时疏而不通"，故需配合活血化瘀疗法。所以调理上宜滋阴清热、活血化瘀，故长期使用阴虚体质膏方和血瘀体质膏方能有效缓解患者大便干结、手指及脚趾麻木等症状。患者反馈上述症状较前均有缓解或明显好转。

案例 22
痰湿质兼气郁质

（身体困重乏力，易怒，皮肤瘙痒，右侧乳腺包块术后）

姓名：黄某某　　性别：女　　年龄：68 岁　　初诊时间：2023 年 3 月 18 日

一、**主诉**：身体困重乏力、易怒 3 月余。

二、**病史资料**：身体困重乏力，表现为稍站想坐，稍坐欲躺，走路气喘；情绪不稳定，极易烦躁易怒；气短，喜叹息；眼睑下垂；皮肤偏干，全身皮肤偶有不定处瘙痒、起皮疹；舌淡红，舌体瘦小，苔黄白厚腻，脉弦缓。

三、**西医诊断**：高血压，右侧乳腺包块术后（2003 年）。

四、体质辨识报告

表 3-22-1 体质辨识结论图表

体质	平和质	气虚质	阳虚质	阴虚质	痰湿质	湿热质	血瘀质	气郁质	特禀质
分值	19	9	8	11	9	6	10	8	8

表 3-22-2 舌象结论

舌色	局部特征		苔色	苔质				舌形			
	边尖红	瘀点瘀斑		厚薄	腻	腐	苔剥	胖瘦	齿痕	点刺	裂纹
舌淡红	无	无	苔黄白相兼	厚	有	无	无	瘦	无	无	无

表 3-22-3 脉象结论

	脉位	脉率(次/分)	脉节律	脉力	紧张度	流利度	脉名
右手关部	中	65	齐	中	弦	无滑、涩特征	脉缓弦

五、体质报告结论：阴虚质兼血瘀质（从患者最为困扰的问题考虑，优先调理痰湿质和气郁质）。

六、体质分析

痰湿质：该患者身体困重乏力，表现为稍站想坐，稍坐欲躺，走路气喘；眼睑下垂；苔白厚腻，脉弦缓。通过症状分析，考虑患者为痰湿质。

气郁质：该患者情绪不稳定，极易烦躁易怒；喜叹息；右侧乳腺包块摘除术后（2003 年），脉弦缓。通过症状分析并结合诊断，考虑患者为气郁质。

七、调体方案

早空腹：痰湿质膏方。

晚睡前：气郁质膏方。

一次 1 袋（18 g），一日两次，3 个月为一周期。

{饮食禁忌} 痰湿体质的人宜少食甜黏、油腻、肥甘厚味等容易助湿生痰的食物，如甜饮料、饴糖、李子、石榴、大枣、枇杷、肥肉等；气郁体质的人宜少食具有收敛酸涩之性等容易加重气郁表现的食物，如石榴、杨桃、柠檬、乌梅、酸枣等。

{个体化调养建议} 起居有常，注意避寒祛湿，保持情绪稳定；加强户外运动；保持心情愉悦舒畅。

八、复诊

该患者体质倾向于血瘀质和阴虚质，根据患者症状及主要困扰的问题，优先从痰湿质和气郁质调理。通过近 1 年的体质调理，患者症状较前好转，最近一次复查体质，患者体质倾向于痰湿质，阴虚质数值较前下降，血瘀质数值基本不变，平和质数值较前升高。

表 3-22-4　复查体质辨识结论图表

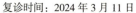

复诊时间：2024 年 3 月 11 日

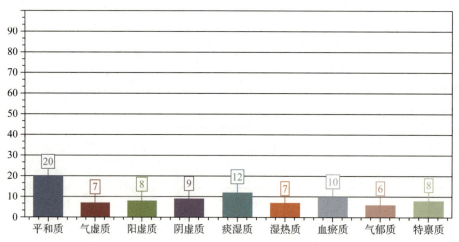

表 3-22-5　复查舌象结论

复诊时间：2024 年 3 月 11 日

舌色	局部特征		苔色	苔质				舌形			
	边尖红	瘀点瘀斑		厚薄	腻	腐	苔剥	胖瘦	齿痕	点刺	裂纹
舌淡红	无	无	苔黄	厚	有	无	无	适中	有	无	有

表 3-22-6　复查脉象结论

复诊时间：2024 年 3 月 11 日

	脉位	脉率（次/分）	脉节律	脉力	紧张度	流利度	脉名
右手关部	中	71	齐	有力	弦	无滑、涩特征	脉弦

九、疗效反馈

坚持调理：皮肤瘙痒、湿疹情况好转；心情愉悦，自觉现在不急躁，情绪比较温和，较前改善；气短、喜叹息较前改善；精神状态改善，身体困重乏力好转；眼睑下垂症状有明显改善。

反馈视频二维码

十、体会

根据就诊时困扰该患者的最大问题，考虑优先调理痰湿质和气郁质，而体质辨识中突出的血瘀质和阴虚质可也是由气郁导致的。正如《血证论》谓："气结则血凝。"气滞血瘀在中医看来是互为因果的，气滞导致血瘀，血瘀又加重气滞。情志不畅，气郁明显者，气行不畅，日久脉络不通，血脉瘀滞，故可致血瘀，则易生包块等，从患者既往乳腺手术可以判断。而阴虚体质的人性情上都有急躁易怒的特点，符合"阴虚则阳亢"，加之患者有高血压病史，所以优先从气郁质调理，可以有效帮助控制血压。而痰湿主要为机体水液内停，气不行津，津液输布失常，故身体困重乏力、眼睑下垂等。所以对于痰湿质和气郁质的调理宜理气疏肝解郁、健脾化痰利湿，使用痰湿体制膏方和气郁体质膏方能有效缓解患者症状，后续再调理阴虚质和血瘀质就比较容易。体质调理需要兼顾患者具体情况，才能在调理上获得更佳的效果。

案例 23
阴虚质兼气郁质

（失眠，纳差，情绪低沉，口腔溃疡，便秘）

姓名：阚某某　　性别：女　　年龄：78 岁　　初诊时间：2023 年 11 月 9 日

一、主诉：失眠、纳差 3 月余。

二、病史资料：精神压力大，睡眠差，入睡困难，频繁转醒；食欲差，不思饮食，消化不良；因亲人离世身心受创，情绪低沉；口腔溃疡，口腔内舌面常复发溃疡且溃疡较大；口干、口渴；便秘；腿脚沉重；舌质红，苔少，脉弦，按之无力。

三、西医诊断：睡眠障碍，冠心病，子宫全切术后。

四、体质辨识报告

表 3-23-1 体质辨识结论图表

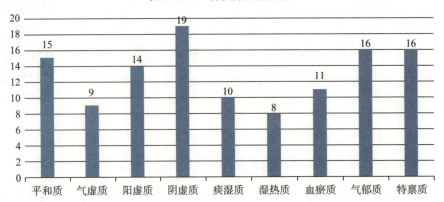

五、体质报告结论：阴虚质兼气郁质。

六、体质分析

阴虚质：该患者睡眠差，入睡困难，频繁转醒；口腔溃疡、口干、口渴；便秘；舌质红，苔少，脉按之无力。通过症状分析，考虑患者为阴虚质。

气郁质：该患者因亲人离世身心受创，情绪低沉；精神压力大，睡眠差，舌质红，脉弦。通过症状分析，考虑患者为气郁质。

七、调体方案

早空腹：气郁质膏方。

晚睡前：阴虚质膏方。

一次 1 袋（18 g），一日两次，3 个月为一周期。

{饮食禁忌}气郁体质的人宜少食具有收敛酸涩之性等容易加重气郁表现的食物，如石榴、杨桃、柠檬、乌梅、酸枣等；阴虚体质的人宜少食油腻、辛辣、性味温热等易损伤人体阴液的食物，如油炸物、辣椒、花椒、韭菜、桂圆、荔枝、羊肉等。

{个体化调养建议}起居有常，注意避暑；保持心情愉悦，参加社区集体活动；适量户外运动。

八、复诊

该患者体质倾向于阴虚质和气郁质，通过近 1 年的体质调理，患者症状较前好转。患者定期复查体质，最近一次复查以阴虚质为主，平和质数值较前上升，阴虚质、气郁质数值较前均有下降。

表 3-23-2　复查体质辨识结论图表

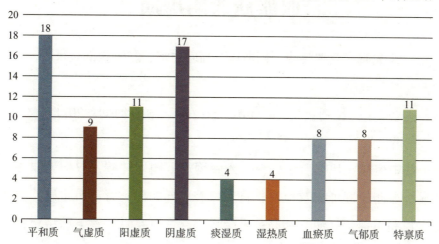

九、疗效反馈

患者身体不适后四处求医，求医无数，也吃了很多保健品，仍不见好转，遂来体质调理。

体质调理半年：

口腔溃疡改善，可以吃些辛辣刺激的食物；舌苔改善，调理后舌苔出现，舌红减少；腿脚沉重明显好转，现走路有劲；食欲改善，胃口变好；睡眠较前改善，较前好入睡，睡眠质量提高。

反馈视频二维码

十、体会

该患者是一位明显阴虚质兼气郁质的病人，中医《素问·举痛论》中说："百病生于气也，怒则气上，喜则气缓，悲则气消，恐则气下……惊则气乱……思则气结。"忧思过度则肝气郁结，肝属木，心属火，木生火，故肝气郁结，影响心神，心神不安，故睡眠差。根据情志与五脏的对应关系，忧思伤脾，患者忧思过度损伤脾胃，脾失运化，故食欲差、不思饮食、消化不良等。阴虚则虚火内生，虚火灼津，故口干口渴、便秘等。对于阴虚质兼气郁质的患者，调理上宜滋阴清热、疏肝解郁，使用阴虚体质膏方和气郁体质膏方能有效缓解患者上述症状，同时应配合情志、运动、饮食等养生调理，长期坚持，一定会取得满意效果。

案例 24
血瘀质兼阴虚质

（失眠，双腿疼痛，高血压，高脂血症，左侧腿部包块）

姓名：李某　　性别：女　　年龄：66岁　　初诊时间：2021年3月27日

一、主诉：失眠、双腿疼痛2月余。

二、病史资料：睡眠质量较差，入睡困难，频繁转醒；双侧大腿外侧疼痛，夜间明显；左侧腿部可扪及包块；自觉口腔有异物感；背部沉重感，如背石板；血压平素控制不佳，甘油三酯高；舌淡红，苔黄白厚腻，舌下脉络增粗、紫黯，其他脉。

三、西医诊断：睡眠障碍，高血压，冠心病，肺结节，子宫切除术后。

四、体质辨识报告

表 3-24-1　体质辨识结论图表

体质	平和质	气虚质	阳虚质	阴虚质	痰湿质	湿热质	血瘀质	气郁质	特禀质
得分	75	18.75	10.71	21.88	28.13	33.33	32.14	7.14	3.57

表 3-24-2　舌象结论

舌色	局部特征		苔色	苔质				舌形			
	边尖红	瘀点瘀斑		厚薄	腻	腐	苔剥	胖瘦	齿痕	点刺	裂纹
舌淡红	无	无	苔黄白相兼	厚	有	无	无	适中	无	无	无

表 3-24-3　脉象结论

脉位	脉率（次/分）	脉节律	脉力	紧张度	流利度	脉名
右手关部						
中	82	齐	中	无弦、紧特征	无滑、涩特征	其他脉

五、体质报告结论：湿热质兼血瘀质（根据患者当前困扰最大的症状，优先调理血瘀质和阴虚质）。

六、体质分析

血瘀质：该患者背部沉重感，如背石板；双侧大腿外侧疼痛，夜间明显；左侧腿部可扪及包块；血压平素控制不佳，甘油三酯高；既往有冠心病、肺结节、子宫切除术后病史，舌下脉络增粗、紫黯。通过症状分析并结合诊断，考虑患者为血瘀质。

阴虚质：该患者睡眠质量较差，入睡困难，频繁转醒。通过症状分析，考虑患者为阴虚质。

七、调体方案

早空腹：血瘀质膏方。

晚睡前：阴虚质膏方。

一次1袋（18 g），一日两次，3个月为一周期。

{饮食禁忌}血瘀体质的人宜少食生冷、寒凉、酸涩等容易凝滞血脉的食物，如冷饮、冰冻食品、荸荠、冬瓜、绿豆、梨子、柿子、田螺、螺蛳等；阴虚体质的人宜少食油腻、辛辣、性味温热等易损伤人体阴液的食物，如油炸物、辣椒、花椒、韭菜、桂圆、荔枝、虾、羊肉等。

{个体化调养建议}起居有常，注意避暑祛湿；加强户外运动；保持心情舒畅、心境平和。

八、复诊

该患者体质倾向于湿热质和血瘀质，结合症状及困扰患者最大的问题考虑从血瘀质和阴虚质开始调理，通过2年多的体质调理，患者症状较前好转。最近一次复查体质时，患者已满65岁，按该年龄段老年人标准辨识体质判断倾向于血瘀质，但较最初血瘀质数值下降明显，其余偏颇体质数值均较前下降，整体体质情况在向好的方向转变。

表 3-24-4　复查体质辨识结论图表

复诊时间：2023 年 8 月 24 日

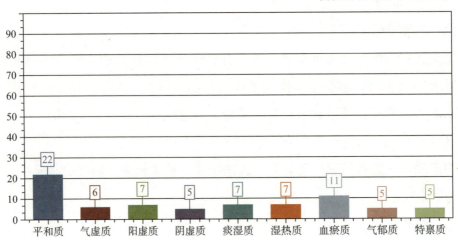

表 3-24-5　复查舌象结论

复诊时间：2023 年 8 月 24 日

舌色	局部特征		苔色	苔质				舌形			
	边尖红	瘀点瘀斑		厚薄	腻	腐	苔剥	胖瘦	齿痕	点刺	裂纹
舌淡红	无	无	苔黄白相兼	厚	有	无	无	适中	有	无	无

表 3-24-6　复查脉象结论

复诊时间：2023 年 8 月 24 日

	脉位	脉率（次/分）	脉节律	脉力	紧张度	流利度	脉名
右手关部	中	73	不齐	无力	弦	无滑、涩特征	脉虚弦结

九、疗效反馈

调理 2 个周期：睡眠较前改善，睡眠深度提高，入睡困难改善；口腔异物感消失。

反馈视频二维码

坚持调理：背部沉重感消失；大腿外侧疼痛消失；左侧腿部包块消失；现血压平稳，（120~130）/（70~80）mmHg；甘油三酯指标较前改善；2023 年 3 月在医院体检，异常指标只剩一项（未见报告）。

十、体会

根据该患者就诊时主要困扰的症状，考虑优先从血瘀质和阴虚质开始调理体质，先解决主要问题，增加患者继续调理体质的信心，坚持"长效第一"的宗旨。《医效秘传·不得眠》中提到"夜以阴为主，阴气盛则目闭而安卧，若阴虚为阳所胜，则终夜烦扰而不眠也……心主血，大下后则阴气弱，故不眠，热病邪热盛，神不精，故不眠……"故阴虚则阴不制阳，阳气偏亢，扰动心神，心神不安，则睡眠差；而阴虚之人性格上易急躁动怒，从而影响血压，阴虚调理好则可辅助控制血压。而血瘀则是血行不畅，血脉不通，不通则痛，故患者大腿疼痛等，且血瘀明显，也会影响患者血压，所以同时调理血瘀质和阴虚质可帮助患者有效控制血压。使用血瘀体质膏方和阴虚体质膏方能有效改善患者症状，长期坚持体质调理的效果更加显著。

案例 25
痰湿质兼血瘀质

（失眠，便秘）

姓名：李某　　性别：男　　年龄：77 岁　　初诊时间：2023 年 2 月 22 日

一、主诉：失眠、便秘数年。

二、病史资料：睡眠差，入睡困难，夜尿次数多，6~7 次/晚；严重便秘，排便不爽，需要使用开塞露辅助排便；舌红，舌体胖大，边有齿痕，苔白腻微黄，舌下脉络瘀紫，脉弦滑。

三、西医诊断：睡眠障碍，痛风，帕金森，脑梗死，高脂血症，糖尿病，高血压。

四、体质辨识报告

表 3-25-1　体质辨识结论图表

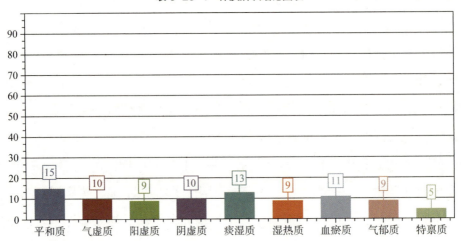

五、体质报告结论：痰湿质兼血瘀质。

六、体质分析

痰湿质：该患者睡眠差，入睡困难，夜尿次数多，6~7次/晚；严重便秘，排便不爽，需要使用开塞露辅助排便；舌红，舌体胖大，边有齿痕，苔白腻微黄，脉滑。通过症状分析，考虑患者为痰湿质。

血瘀质：该患者既往有脑梗死、高脂血症、糖尿病、高血压、痛风等病史，舌红，舌下脉络瘀紫，脉弦。通过舌脉象并结合诊断，考虑患者为血瘀质。

七、调体方案

早空腹：痰湿质膏方。

晚睡前：血瘀质膏方。

一次1袋（18 g），一日两次，3个月为一周期。

{饮食禁忌}痰湿体质的人宜少食甜黏、油腻、肥甘厚味等容易助湿生痰的食物，如甜饮料、饴糖、李子、石榴、大枣、枇杷、肥肉等；血瘀体质的人宜少食生冷、寒凉、酸涩等容易凝滞血脉的食物，如冷饮、冰冻食品、荸荠、冬瓜、绿豆、梨子、柿子、田螺、螺蛳等。

{个体化调养建议}起居有节，注意避寒祛湿；加强户外运动；保持心境平和、心情愉悦；配合丰隆、阴陵泉、足三里等穴位艾灸理疗。

八、复诊

该患者体质倾向于痰湿质和血瘀质，通过半年多的体质调理，患者症状较前改善，患者最近一次复查体质仍倾向于痰湿质和血瘀质，但痰湿质数值较最初有所下降，平和质数值较前升高。

表 3-25-2　复查体质辨识结论图表

复诊时间：2023 年 9 月 14 日

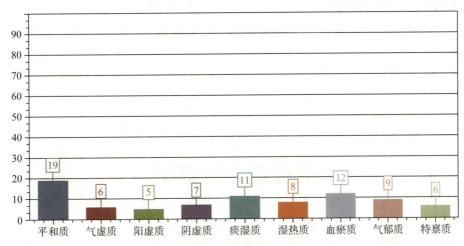

表 3-25-3　复查舌象结论

复诊时间：2023 年 9 月 14 日

舌色	局部特征		苔色	苔质				舌形			
	边尖红	瘀点瘀斑		厚薄	腻	腐	苔剥	胖瘦	齿痕	点刺	裂纹
舌淡红	无	无	苔白	薄	无	无	无	胖	有	无	无

表 3-25-4　复查脉象结论

复诊时间：2023 年 9 月 14 日

	脉位	脉率（次/分）	脉节律	脉力	紧张度	流利度	脉名
右手关部	沉	70	齐	中	弦	无滑、涩特征	脉沉缓弦

九、疗效反馈

坚持调理：睡眠质量较前明显改善，目前入睡较前好转，睡眠时间达 5~6 小时，夜尿次数减少，由 6~7 次减少至 1~2 次；便秘明显改善，现在每天或者两天排便一次，排便顺畅，大便基本成形。

反馈视频二维码

十、体会

该患者痰湿质和血瘀质明显，血瘀质主要表现在患者既往病史上，而痰湿质主要为脾主运化能力减弱，运化功能失常，水湿内停，日久则聚湿成痰，痰湿凝聚日久易化火扰动心神，致使心神不安，故睡眠差；湿性重浊黏滞，日久则会便秘、排便不爽；舌红，舌体胖大，边有齿痕，苔白腻微黄，舌下脉络瘀紫，脉弦滑则为痰湿兼血瘀质的征象。明·张三锡在《医学准绳六要》中记载:"痰饮变生诸症,形似种种杂病,不当为诸杂病牵制作名,且以治痰为先,痰饮消则诸症愈。"所以痰湿加血瘀会导致身体多种疾病,故该患者使用痰湿体质膏方和血瘀体质膏方能起到健脾化痰利湿、活血化瘀通络的功效,而该患者长期坚持体质调理使自身明显受益。

案例 26
阴虚质兼气郁质

(膀胱癌,失眠,性情急躁易怒)

姓名:李某　　性别:女　　年龄:68 岁　　初诊时间:2021 年 3 月 27 日

一、主诉:膀胱癌 1 年余。

二、病史资料:1 年多前患者检查出膀胱癌;平素性情急躁易怒,遇事易生气;汗多,睡眠差,睡眠时长 2~3 小时,夜间频繁醒转;牙龈易出血,漱口时明显;左侧腿部疼痛;舌淡红,舌体胖大,苔黄白厚腻,脉弦促,按之无力。

三、西医诊断:膀胱癌,睡眠障碍。

四、体质辨识报告

表 3-26-1　体质辨识结论图表

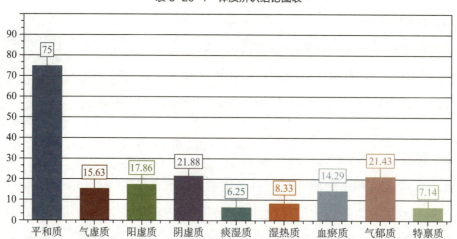

表 3-26-2 舌象结论

舌色	局部特征		苔色	苔质				舌形			
	边尖红	瘀点瘀斑		厚薄	腻	腐	苔剥	胖瘦	齿痕	点刺	裂纹
舌淡红	无	无	苔黄白相兼	厚	有	无	无	胖	无	无	无

表 3-26-3 脉象结论

脉位	脉率（次/分）	脉节律	脉力	紧张度	流利度	脉名
右手关部 中	102	不齐	无力	弦	无滑、涩特征	脉虚弦促

五、体质报告结论：阴虚质兼气郁质。

六、体质分析

阴虚质：该患者睡眠差，睡眠时长 2~3 小时，夜间频繁醒转；汗多；牙龈易出血，漱口时明显；脉按之无力。通过症状分析，考虑患者为阴虚质。

气郁质：该患者平素性情急躁易怒，遇事易生气；脉弦促。通过症状分析，考虑患者为气郁质。

七、调体方案

早空腹：阴虚质膏方。

晚睡前：气郁质膏方。

一次 1 袋（18 g），一日两次，3 个月为一周期。

{饮食禁忌} 阴虚体质的人宜少食油腻、辛辣、性味温热等易损伤人体阴液的食物，如油炸物、辣椒、花椒、韭菜、桂圆、荔枝、虾、羊肉等；气郁体质的人宜少食具有收敛酸涩之性、容易加重气郁表现的食物，如石榴、杨桃、柠檬、乌梅、酸枣等。

{个体化调养建议} 起居有常，注意控制情绪，同时注意避暑；加强户外运动；保持心情愉快舒畅。

八、复诊

该患者体质以平和质为主，倾向于阴虚质和气郁质，通过 2 年多的体质调理后患者症状较前好转，而最近一次复查患者体质仍以平和质为主，倾向于阴虚质和血瘀质，阴虚质、血瘀质、气郁质等偏颇体质数值较数值均较最初有所下降。

表 3-26-4　复查体质辨识结论图表

复诊时间：2024 年 3 月 19 日

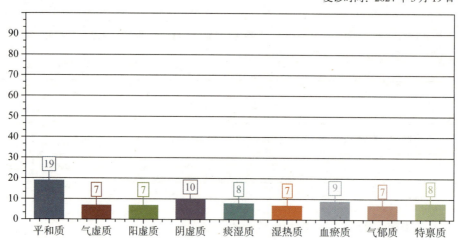

表 3-26-5　复查舌象结论

复诊时间：2024 年 3 月 19 日

舌色	局部特征		苔色	苔质				舌形			
	边尖红	瘀点瘀斑		厚薄	腻	腐	苔剥	胖瘦	齿痕	点刺	裂纹
舌淡红	无	无	苔黄白相兼	厚	有	无	无	适中	无	无	无

表 3-26-6　复查脉象结论

复诊时间：2024 年 3 月 19 日

	脉位	脉率（次/分）	脉节律	脉力	紧张度	流利度	脉名
右手关部	中	88	不齐	无力	弦	无滑、涩特征	脉虚弦促

九、疗效反馈

坚持调理：精气神明显提升；情绪平和，不易动怒，能控制情绪；汗多改善；牙龈出血较前明显好转；睡眠质量提升，睡眠时长可达 5~6 小时，且能深度睡眠。

反馈视频二维码

十、体会

该患者阴虚质和气郁质明显，在《丹溪心法》中有"气血冲和，万病不生，一有怫郁，诸病生焉，故人身诸病多生于郁"。中医七情致病中"怒伤肝"，气郁严重则易损伤肝，肝主藏血，阴血亏耗，无以滋养心神，故睡眠差，且阴虚质主要也为阴虚不能制约阳气，致使阳气亢盛，故也易气郁而出现急躁易怒，遇事易生气的情况；而气郁严重，影响气的运行，气行不畅，血脉瘀滞，极易导致发生血瘀，正如《寿世保元》中所述："盖气者，血之帅也，气行则血行，气止则血止,气温则血滑,气寒则血凝,气有一息之不运,则血有一息之不行。"故该患者调理上需理气疏肝解郁、滋阴清热、培补肝肾,所以使用阴虚体质膏方和气郁体质膏方能有效化解患者症状,通过调理后,患者反馈目前症状较前缓解,增加了其继续体质调理的信心。

案例 27
痰湿质兼血瘀质

(汗多,疲劳乏力,肥胖,糖尿病,面部色斑,脱发)

姓名:李某某　　性别:女　　年龄:54 岁　　初诊时间:2023 年 9 月

一、**主诉**:汗多、疲劳乏力数月。

二、**病史资料**:汗多,动则汗出,大汗淋漓,夏季明显;脱发明显;身体困重,疲劳乏力,膝盖酸软;睡眠质量尚可,但频繁醒转;夜间口干、口苦、口臭;体重超重(身高 153 cm,体重 70 kg);黑眼圈、面部色斑明显;舌淡紫,苔白厚腻,舌下脉络紫黯,脉弦,按之无力。

三、**西医诊断**:糖尿病,骨质疏松,腱鞘炎,乳腺结节。

四、**体质辨识报告**

表 3-27-1　体质辨识结论图表

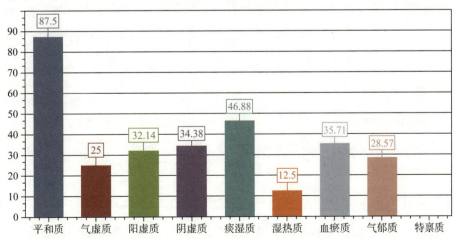

表 3-27-2　舌象结论

舌色	局部特征		苔色	苔质				舌形			
	边尖红	瘀点瘀斑		厚薄	腻	腐	苔剥	胖瘦	齿痕	点刺	裂纹
舌淡紫	无	无	苔白	厚	有	无	无	适中	无	无	无

表 3-27-3　脉象结论

脉位	脉率（次/分）	脉节律	脉力	紧张度	流利度	脉名
右手关部 中	89	齐	无力	弦	无滑、涩特征	脉弦

五、体质报告结论：痰湿质兼血瘀质。

六、体质分析

痰湿质：该患者身体困重，疲劳乏力，膝盖酸软；体重超重（身高153 cm，体重70 kg）；苔白厚腻，脉按之无力。通过症状分析，考虑患者为痰湿质。

血瘀质：该患者黑眼圈、面部色斑明显；舌淡紫，舌下脉络紫黯，脉弦。既往有腱鞘炎、乳腺结节病史。通过症状分析并结合诊断，考虑患者为血瘀质。

七、调体方案

早空腹：痰湿质膏方。

晚睡前：血瘀质膏方。

一次1袋（18 g），一日两次，3个月为一周期。

{饮食禁忌}痰湿体质的人宜少食甜黏、油腻、肥甘厚味等容易助湿生痰的食物，如甜饮料、饴糖、李子、石榴、大枣、枇杷、肥肉等；血瘀体质的人宜少食生冷、寒凉、酸涩等容易凝滞血脉的食物，如冷饮、冰冻食品、荸荠、冬瓜、绿豆、梨子、柿子、田螺、螺蛳等。

{个体化调养建议}起居有常，注意祛寒避湿；加强户外运动，保持心情愉悦舒畅，多参加社区活动；配合穴位艾灸理疗。

八、复诊

该患者体质倾向于痰湿质和血瘀质，通过近1年的体质调理，症状较前明显缓解，最近一次复查体质患者以平和质为主，倾向于痰湿质，而痰湿质、血瘀质数值较最初明显降低。

表 3-27-4 复查体质辨识结论图表

复诊时间：2024 年 7 月 12 日

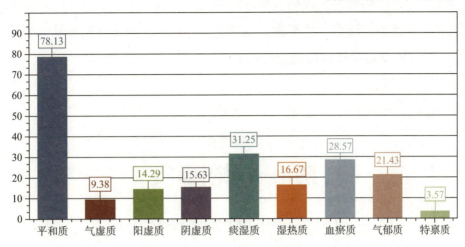

表 3-27-5 复查舌象结论

复诊时间：2024 年 7 月 12 日

舌色	局部特征		苔色	苔质				舌形			
	边尖红	瘀点瘀斑		厚薄	腻	腐	苔剥	胖瘦	齿痕	点刺	裂纹
舌淡紫	无	无	苔白	厚	有	无	无	胖	无	无	无

表 3-27-6 复查脉象结论

复诊时间：2024 年 7 月 12 日

	脉位	脉率（次/分）	脉节律	脉力	紧张度	流利度	脉名
右手关部	中	58	不齐	无力	无弦、紧特征	无滑、涩特征	脉结虚

九、疗效反馈

坚持调理：汗多较前明显改善；脱发好转，自觉头发较前增多；身体困重、疲劳乏力、下肢无力较前改善；目前睡眠质量更佳，夜间不易醒；口苦、口干改善；黑眼圈淡化，面部色斑淡化减少；体重减轻约 5 kg，自觉腰围明显减小。

反馈视频二维码

十、体会

该患者辨识体质后痰湿质和血瘀质明显，"脾胃为气血生化之源"，脾虚则运化无力，水湿内停，日久聚湿成痰，痰湿排出不畅，留恋肢体，故身体沉重、疲劳乏力。《血证论·阴阳水火气血论》说："运血者，即是气。"因此，气的充盛，气机调畅，气行则血行，得以保证血液的正常运行。《本草纲目》卷五十二："故曰气者血之帅也……"气虚则行血无力，导致血行不畅，血脉不通，日久则易血脉凝滞形成瘀血，故易生结节、包块、瘀斑、瘀点、面部色斑、乳腺结节。调理上宜健脾化痰利湿、活血化瘀通络，所以使用痰湿体质膏方和血瘀体质膏方能有效改善患者疲劳乏力、汗多、黑眼圈、面部色斑等症状，而体质调理是一个长期的过程，故需长期坚持才能取得满意的效果。

案例 28

阴虚质兼阳虚质

（潮热，盗汗，怕冷，乳腺增生）

姓名：李某某　　性别：女　　年龄：51 岁　　初诊时间：2023 年 9 月 20 日

一、**主诉**：潮热、盗汗、怕冷数年。

二、**病史资料**：患者近年来潮热，盗汗，汗多，心情烦躁，平素急躁易怒；偶有心慌；怕冷，头部畏冷风；头痛，阵发性耳鸣；偶有口干，睡眠一般，多梦；皮肤油脂过多，肤色暗黄，有氧化斑；大便不成形，黏滞不爽、粘马桶；舌红，舌体胖大，少苔，苔微腻，脉弦，按之无力。

三、**西医诊断**：更年期综合征，乳腺增生，剖宫产术后。

四、**体质辨识报告**

表 3-28-1　体质辨识结论图表

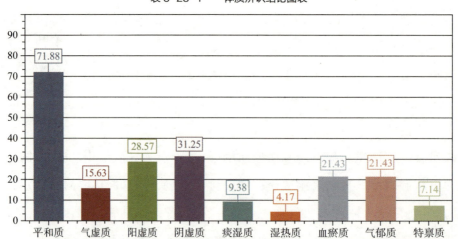

五、**体质报告结论**：阴虚质兼阳虚质。

六、体质分析

阴虚质：该患者近年来潮热，盗汗，汗多，心情烦躁，平素急躁易怒；偶有心慌；偶有口干，睡眠一般，多梦；舌红，少苔，脉弦，按之无力。通过症状分析，考虑患者为阴虚质。

阳虚质：该患者怕冷，头部畏冷风；大便不成形，黏滞不爽、粘马桶；舌体胖大，脉按之无力。通过症状分析，考虑患者为阳虚质。

七、调体方案

早空腹：阳虚膏方。

晚睡前：阴虚膏方。

一次1袋（18 g），一日两次，3个月为一周期。

{饮食禁忌}阳虚体质的人宜少食性味寒凉等易损伤人体阳气的食物，如菱角、茄子、冬瓜、苦瓜、梨子、西瓜、蚌肉、海螺等；阴虚体质的人宜少食油腻、辛辣、性味温热等易损伤人体阴液的食物，如油炸物、辣椒、花椒、韭菜、桂圆、荔枝、虾、羊肉等。

{个体化调养建议}起居有常，温暖舒适，注意驱寒避暑；加强户外运动调养，保持心境平和、心情舒畅，适量配合穴位艾灸理疗以及穴位按摩。

八、复诊

该患者体质倾向于阴虚质和阳虚质，通过1年多的体质调理，症状较前好转，最近一次复查体质，患者体质以平和质为主，倾向于阴虚质，但阴虚质和阳虚质数值较前明显下降。

表3-28-2 复查体质辨识结论图表

复诊时间：2024年10月9日

体质	数值
平和质	84.38
气虚质	12.5
阳虚质	2
阴虚质	6.25
痰湿质	15.63
湿热质	4.17
血瘀质	14.29
气郁质	10.71
特禀质	1

九、疗效反馈

因患者母亲基础疾病多，一直在调理体质，调理 2 个月左右精、气、神得到明显改善，加之家里人相信中医，遂也来调理体质。

调理 1 年后：患者潮热、盗汗症状减轻，怕冷、耳鸣好转，偶有耳鸣；睡眠改善，做梦明显减少；偶有口干，有时大便不成形；心情烦躁缓解，现心情舒畅，心境较平和。

反馈视频二维码

十、体会

该患者阴虚质和阳虚质明显，是一位典型的阴阳两虚的病人。《赤水玄珠·汗门》及《医略六书·内因门》明确指出："盗汗属阴虚，阴虚则阳必凑之，阳蒸阴分，津液越出，而为盗汗也。"而《金匮要略》中"妇人脏躁，喜悲伤欲哭，象如神灵所作，数欠伸，甘麦大枣汤主之"描述的主要是更年期综合征的一些表现，如心烦、易怒、失眠多梦等。患者由阴虚所致的心情烦躁、急躁易怒、多梦、盗汗、口干等症状在调理上需滋阴清热。在《素问·生气通天论》中曰"阳气者，若天与日，失其所，则折寿而不彰。"《素问·调经论》称："阳虚则外寒。"阳虚是导致怕冷的主要原因之一。而在《金匮要略·血痹虚劳病证并治》提出了虚劳的病名，详述证因脉治分阳虚、阴虚、阴阳俱虚三类因，治则重在温补脾肾。所以脾肾阳虚，四肢失于温煦，故怕冷；肠道失于温煦，则大便不成形等，故对该患者需温补脾肾。

综上所述，该患者在体质调理上需滋阴清热、温补脾肾。长期使用阴虚体质膏方和阳虚体质膏方能有效缓解患者症状，坚持体质调理，配合饮食、运动调养及情志调摄，患者反馈症状得到明显好转，可见体质调理需坚持"长效第一"的宗旨。

案例 29
痰湿质兼阴虚质

（失眠，头部不适，抑郁，体重超重）

姓名：李某某　　性别：女　　年龄：65 岁　　初诊时间：2023 年 12 月 12 日

一、主诉：失眠、头部不适半年余。

二、病史资料：睡眠质量不佳，眠浅，睡眠时间 1~2 小时；自觉头部胀闷不适；平素精神不振，自觉疲劳乏力；情绪急躁，遇事易生气；面色晦暗，肤色偏黄；手麻；超重（身高 148 cm 左右，体重 58 kg）；舌淡红，苔黄白厚腻，脉弦。

三、西医诊断：睡眠障碍，抑郁，腰椎间盘突出。

四、体质辨识报告

表 3-29-1　体质辨识结论图表

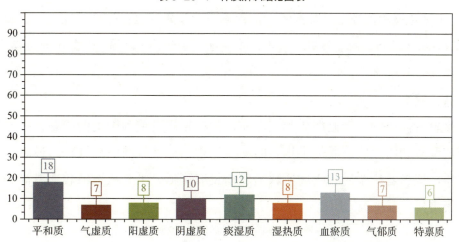

表 3-29-2　舌象结论

舌色	局部特征		苔色	苔质				舌形			
	边尖红	瘀点瘀斑		厚薄	腻	腐	苔剥	胖瘦	齿痕	点刺	裂纹
舌淡红	无	无	苔黄白相兼	厚	有	无	无	适中	无	无	无

表 3-29-3　脉象结论

脉位	脉率（次/分）	脉节律	脉力	紧张度	流利度	脉名
右手关部	中	76	齐	中	弦	无滑、涩特征	脉弦

五、体质报告结论：血瘀质兼痰湿质（根据患者困扰较大的症状，考虑调理痰湿质和阴虚质）。

六、体质分析

痰湿质：该患者自觉头部胀闷不适；平素精神不振，自觉疲劳乏力；超重（身高 148 cm 左右，体重 58 kg）；苔黄白厚腻。通过症状分析，考虑患者为痰湿质。

阴虚质：该患者睡眠质量不佳，眠浅，睡眠时间 1~2 小时；情绪急躁，遇事易生气；脉弦。通过症状分析，考虑患者为阴虚质。

七、调体方案

早空腹：痰湿质膏方。

晚睡前：阴虚质膏方。

一次 1 袋（18 g），一日两次，3 个月为一周期。

{饮食禁忌}痰湿体质的人宜少食甜黏、油腻、肥甘厚味等容易助湿生痰的食物，如甜饮料、饴糖、李子、石榴、大枣、枇杷、肥肉等；阴虚体质的人宜少食油腻、辛辣、性味温热等易损伤人体阴液的食物，如油炸物、辣椒、花椒、韭菜、桂圆、荔枝、虾、羊肉等。

{个体化调养建议}起居有常，注意避暑，祛寒避湿；保持心境平和，心情舒畅，参加社区活动；配合慢跑、散步，并练习太极剑、八段锦、五禽戏等运动调养，以及穴位艾灸理疗。

八、复诊

该患者体质倾向于血瘀质和痰湿质，但根据患者最为困扰的问题，故考虑先调理痰湿质和阴虚质。通过半年多的体质调理，症状较前明显好转，最近一次复查体质，该患者痰湿质和阴虚质数值较前稍有降低，平和质数值较前升高，但仍以血瘀质和痰湿质最为明显。

表 3-29-4　复查体质辨识结论图表

复诊时间：2024 年 6 月 5 日

体质	数值
平和质	19
气虚质	7
阳虚质	6
阴虚质	8
痰湿质	11
湿热质	6
血瘀质	10
气郁质	8
特禀质	6

表 3-29-5 复查舌象结论

复诊时间：2024 年 6 月 5 日

舌色	局部特征		苔色	苔质				舌形			
	边尖红	瘀点瘀斑		厚薄	腻	腐	苔剥	胖瘦	齿痕	点刺	裂纹
舌淡红	无	无	苔白	薄	无	无	无	适中	有	无	无

表 3-29-6 复查脉象结论

复诊时间：2024 年 6 月 5 日

脉位	脉率（次/分）	脉节律	脉力	紧张度	流利度	脉名
右手关部	中	79	不齐	无力	无弦、紧特征	无滑、涩特征	脉结虚

九、疗效反馈

坚持调理：精神状态提升；睡眠质量较前明显改善，现睡眠时长达 4~5 小时；自觉情绪较稳定，现遇事很平和、心情舒适；手麻消失、头部不适改善；肤色改善，较前偏白皙；目前体重减轻，最近体重 56 kg。

通过调理后患者 2024 年 8 月体检各指标变化情况如下：

图 3-29-1 近期体检报告

患者 5 月与 8 月体检尿常规对比：白细胞由 3+ 变为未查见白细胞。

成都市[redacted]卫生服务中心
检验报告单

姓名：李[redacted]　住院号：　标本类型：静脉血　标本号：807
性别：女　年　龄：65岁　科　室：健康管理中心　床　号：
诊断：Z00.800-一般性检查，其他的　档案号：[redacted]

英文缩写	项　目	检验结果	异常提示	参考区间	单　位
NIT	尿亚硝酸盐	-		阴性	
GLU-E	葡萄糖	- [0]		阴性	mmol/L
SG	尿比重测定	1.0300		1.000-1.030	
BIL	尿胆红素	-		阴性	umol/L
URO	尿胆原	Normal		3.2-16	umol/L
KET	尿酮体定性试验	- [0]		阴性	mmol/L
WBC	白细胞	+3 [500]		阴性	Cell/ul
PRO	蛋白质	- [0]		阴性	g/L
Vc	维生素C	+- [0.6]		阴性	mmol/L
BLD	尿隐血试验	-		阴性	
PH	尿酸碱度检查	5.00		5-8	

5 月尿常规：白细胞 3+

送检时间：2024-05-16 14:39　报告时间：2024-05-16 15:00　打印时间：2024-05-16 15:00
送检医生：[redacted]　检 验 者：[redacted]　审 核 者：[redacted]
友情提示：本检验结果仅反应送检样本情况，如有疑问，请速与检验科联系。

成都市[redacted]卫生服务中心
检验报告单

姓名：李[redacted]　住院号：　标本类型：尿液　标本号：4
性别：女　年　龄：65岁　科　室：健康管理中心　床　号：
诊断：E78.500-高脂血症　档案号[redacted]

英文缩写	项　目	检验结果	异常提示	参考区间	单　位
WBC	尿白细胞	-		阴性	/ul
NIT	尿亚硝酸盐	-			
PRO	蛋白质	-		阴性	g/L
Vc	维生素C	1.40			mmol/L
BLD	尿隐血试验	-		阴性	
URO	尿胆原定性试验	16.00		3.2-16	umol/L
BIL	尿胆红素定性试验	-		阴性	umol/L
PH	尿酸碱度检查	5.50		5-8	
SG	尿比重测定	>=1.030		1.000-1.030	
GLU-E	葡萄糖	-			mmol/L
KET	尿酮体定性试验	3+		阴性	mmol/L
	镜检红细胞	未查见			/HP
	镜检白细胞	未查见			/HP
SPXB	上皮细胞	-			
JU-GX	管型	未查见			
color	颜色	黄色清晰			

8 月尿常规：
白细胞未查见

备注：

送检时间：2024-08-13 08:59　报告时间：2024-08-13 08:59　打印时间：2024-08-13 08:59
送检医生：[redacted]　检 验 者：[redacted]　审 核 者：[redacted]
友情提示：本检验结果仅反应送检样本情况，如有疑问，请速与检验科联系。

图 3-29-2　体检尿常规指标对比

患者 5 月与 8 月体检血糖、血脂对比：血糖指标较前降低，血脂中甘油三酯指标正常。

图 3-29-3　体检血糖、血脂指标对比

反馈视频二维码

十、体会

该患者体质虽以血瘀质和痰湿质为主,但有阴虚质的倾向,根据目前主要困扰患者的症状,故考虑优先调理痰湿质和阴虚质。宋代《仁斋直指方》中有:"肥人气虚生寒,寒生湿,湿生痰……故肥人多寒湿";清代陈修园认为"大抵素禀之盛,从无所苦,惟是痰湿颇多",可见肥胖者的体质类型多偏于痰湿和气虚。所以患者体重稍有超重,平素精神不振,自觉疲劳乏力,自觉头部不适,感头胀闷不适。患者为老年女性,在《灵枢·营卫生会篇》有"老者之气血衰,其肌肉枯,气道涩,五脏之气相搏,其营气衰少而卫气内伐,故昼不精,夜不瞑"之说,故患者睡眠质量不佳,眠浅。

所以该患者在体质调理上宜健脾化湿、滋阴清热。长期使用痰湿体质膏方和阴虚体质膏方能有效改善患者睡眠差、体重偏重、疲劳乏力、头部胀闷等症状。患者调理体质半年,目前反馈症状均有好转,这也增加了患者继续坚持体质调理的信心,长期坚持调理才会取得满意效果。

案例 30
阴虚质兼阳虚质

(手指麻木,头部不自主震颤,失眠,胃肠功能差)

姓名:廖某某　　性别:女　　年龄:70岁　　初诊时间:2022年3月30日

一、主诉:手指麻木20余年,头间出不自主震颤10余年。

二、病史资料:20余年前患者无明显诱因出现手指麻木,主要为左手中指、无名指、小指麻木;10余年前患者出现头不自主摇动;睡眠差,入睡困难,多梦早醒,需口服安眠药(1片)入睡,易在凌晨2~3点醒,醒后难以入睡,需再次口服1片"安定";近2年夜尿次数多,一般3~4次,最多达7~8次;口干、皮肤干燥、皮屑多;口苦;胃肠功能差,大便不成形,进食油腻、辛辣刺激、质地较硬的食物易腹泻,伴胃痛;手足冰凉,冬季明显,需用热水袋、电热毯等保持手脚温度;夏季易患湿疹,每年发作,迁延难愈;舌淡红,苔黄白厚腻,舌体胖大有齿痕,舌中有裂纹,舌下脉络紫黯、增粗,其他脉。

三、西医诊断：手指麻木、头不自主摇动待查，慢性胃炎，睡眠障碍。

目前用药：安定（地西泮）1片/晚。

四、体质辨识报告

表3-30-1 体质辨识结论图表

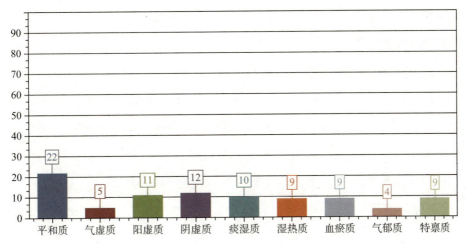

表3-30-2 舌象结论

舌色	局部特征		苔色	苔质				舌形			
	边尖红	瘀点瘀斑		厚薄	腻	腐	苔剥	胖瘦	齿痕	点刺	裂纹
舌淡红	无	无	苔黄白相兼	厚	有	无	无	胖	有	无	有

表3-30-3 脉象结论

	脉位	脉率（次/分）	脉节律	脉力	紧张度	流利度	脉名
右手关部	中	75	齐	有力	无弦、紧特征	无滑、涩特征	其他脉

五、体质报告结论：阴虚质兼阳虚质。

六、体质分析

阴虚质：该患者20余年前无明显诱因出现手指麻木，主要为左手中指、无名指、小指麻木；10余年前患者出现头不自主摇动；睡眠差，入睡困难，多梦早醒，需口服安眠药(1片)入睡，易在凌晨2~3点醒，醒后难以入睡，需再次口服1片"安定"；近2年夜尿次数多，一般3~4次，最多达7~8次；口干、皮肤干燥、皮屑多。通过症状分析，考虑患者为阴虚质。

阳虚质：该患者手足冰凉，冬季明显，需要热水袋、电热毯等保持手脚温度；胃肠功能差，大便不成形，进食油腻、辛辣刺激、质地较硬的食物易腹泻，伴胃痛。通过症状分析，考虑患者为阳虚质。

七、调体方案

早空腹：阳虚质膏方。

晚睡前：阴虚质膏方。

一次1袋（18 g），一日两次，3个月为一周期。

{饮食禁忌}阴虚体质的人宜少食油腻、辛辣、性味温热等易损伤人体阴液的食物，如油炸物、辣椒、花椒、韭菜、桂圆、荔枝、虾、羊肉等；阳虚体质的人宜少食性味寒凉等易损伤人体阳气的食物，如菱角、茄子、冬瓜、苦瓜、梨子、西瓜、蛏肉、海螺等。宜少食生冷食物，以避免增加体内的寒气。

{个体化调养建议}起居有节，注意避暑、避寒；加强户外运动；保持心情愉快舒畅、心境平和。

八、复诊

该患者体质倾向于阴虚质及阳虚质，通过1年多的体质调理，患者各种症状较前均好转，最近一次复查患者体质以平和质为主，倾向于痰湿质和气郁质，阴虚质及阳虚质数值较前降低。

表 3-30-4 复查体质辨识结论图表

复诊时间：2024 年 5 月 9 日

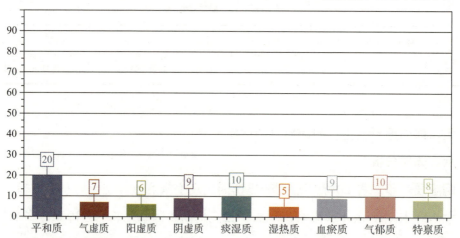

表 3-30-5　复查舌象结论

复诊时间：2024 年 5 月 9 日

舌色	局部特征		苔色	苔质				舌形			
	边尖红	瘀点瘀斑		厚薄	腻	腐	苔剥	胖瘦	齿痕	点刺	裂纹
舌淡红	无	无	苔黄白相兼	厚	有	无	无	胖	无	无	有

表 3-30-6　复查脉象结论

复诊时间：2024 年 5 月 9 日

脉位	脉率（次/分）	脉节律	脉力	紧张度	流利度	脉名
右手关部	中	75	不齐	无力	弦	无滑、涩特征	脉虚弦结

九、疗效反馈

调理至今：精神状态提升；睡眠质量较前改善，夜尿次数最多 1~2 次，起夜后很快入睡；口干缓解，皮屑较前减少；近半年头不自主摇动情况消失；手指麻木情况基本消失；胃肠功能改善，不易腹泻，目前大便成形，无明显胃痛；湿疹未再发作；2023 年冬季开始自觉手脚较温暖，没有再用热水袋等；自觉头发增粗、增多；舌下络脉淡化。

反馈视频二维码

十、体会

该患者阴虚质明显，兼夹阳虚质；患者年老体虚，脏腑功能失调，肝阴不足，筋脉失养，筋膜挛急，虚风内动，故患者头不自主摇动，正如华岫云所说："倘精液有亏，肝阴不足，血燥生风，热则风阳上升，窍络阻塞，头目不清，眩晕跌仆，甚则瘈疭厥矣……"肝藏血，肝阴不足，阴血亏虚，筋脉失于濡养，故手麻；阴血亏虚，不能滋养心神，心神失养，故睡眠差；而阳虚则阴寒内盛，四肢失于温煦，故手足冰凉，正如《素问·生气通天论》所说："阳气者，若天与日，失其所，则折寿而不彰。"阳气如天与日，失其所则折寿，阳虚则寒，四肢不得阳气之温而厥冷；阳气亏虚日久，可致脾肾阳虚，故大便不成形，易腹泻；

而该患者呈阴阳两虚之状,故调理上宜阴阳双补,所以使用阴虚体质膏方和阳虚体质膏方能滋阴补阳,有效缓解和改善患者症状,长期坚持体质调理,一定会取得满意的效果。

案例 31
气郁质兼血瘀质

(剖宫产术后全身不适,焦虑,乳腺增生,全身疼痛)

姓名:林某某　　性别:女　　年龄:37 岁　　初诊时间:2022 年 4 月 9 日

一、主诉:剖宫产术后全身不适 1 年余。

二、病史资料:剖宫产术后气短乏力,面白无华,自觉代谢变慢,体重增加 15 kg;全身疼痛,腿部疼痛明显;睡眠差,质量不佳;平素情绪不佳,遇事易怒,焦虑;皮肤干燥,经常大片干燥开裂;因职业为教师,上课时经常咳嗽,呈持续性咳嗽;舌淡紫,苔黄白厚腻,舌边有齿痕,舌下脉络紫黯,脉弦。

三、西医诊断:剖宫产术后,脂肪肝,脑供血不足,高脂血症,乳腺增生。

四、体质辨识报告

表 3-31-1　体质辨识结论图表

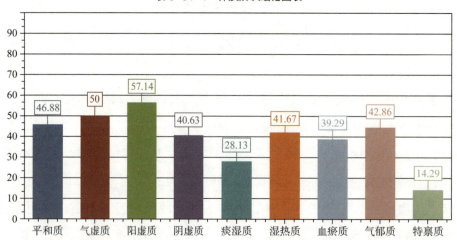

表 3-31-2 舌象结论

舌色	局部特征		苔色	苔质				舌形			
	边尖红	瘀点瘀斑		厚薄	腻	腐	苔剥	胖瘦	齿痕	点刺	裂纹
舌淡紫	无	无	苔黄白相兼	厚	有	无	无	适中	有	无	无

表 3-31-3 脉象结论

脉位	脉率（次/分）	脉节律	脉力	紧张度	流利度	脉名
右手关部	中	75	齐	中	弦	无滑、涩特征	脉弦

五、体质报告结论：阳虚质兼气虚质（根据患者症状及诊断考虑优先调理气郁质和血瘀质）。

六、体质分析

气郁质：该患者睡眠差，质量不佳；平素情绪不佳，遇事易怒，焦虑；有乳腺增生病史，舌淡紫，脉弦。通过症状分析并结合诊断，考虑患者为气郁质。

血瘀质：该患者剖宫产术后全身疼痛，腿部疼痛明显；既往有脂肪肝、脑供血不足、高脂血症、乳腺增生病史，舌淡紫，舌下脉络紫黯，脉弦。通过症状分析并结合诊断，考虑患者为血瘀质。

七、调体方案

早空腹：血瘀质膏方。

晚睡前：气郁质膏方。

一次 1 袋（18 g），一日两次，3 个月为一周期。

{饮食禁忌}血瘀兼气郁体质的人宜少食生冷、寒凉、酸涩等容易凝滞血脉、加重气郁表现的食物，如冷饮、冰冻食品、荸荠、冬瓜、绿豆、梨子、柿子、田螺、螺蛳、柠檬、乌梅、酸枣等；同时宜少食生冷性凉、油腻厚味、辛辣刺激等容易耗气破气的食物。

{个体化调养建议}起居有常，注意避寒保暖；保持心境平和、情绪稳定、心情愉悦，参加社区集体活动；适量户外运动；配合灸法调理。

八、复诊

该患者体质倾向于阳虚质和气虚质，但根据患者症状及诊断考虑优先调理气郁质和血瘀质。通过近 2 年的体质调理，患者症状较前好转，最近一次复查患者体质基本为平和质，倾向于痰湿质和湿热质，阳虚质数值较前明显下降、湿热质数值较前下降，而平和质数值较前明显上升。

表 3-31-4　复查体质辨识结论图表

复诊时间：2024 年 8 月 17 日

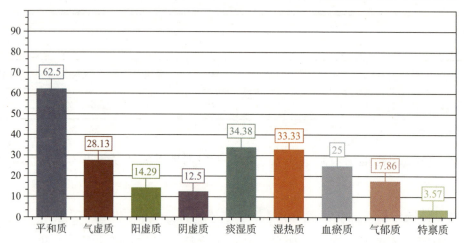

表 3-31-5　复查舌象结论

复诊时间：2024 年 8 月 17 日

舌色	局部特征		苔色	苔质				舌形			
	边尖红	瘀点瘀斑		厚薄	腻	腐	苔剥	胖瘦	齿痕	点刺	裂纹
舌淡红	无	无	苔黄白相兼	厚	有	无	无	适中	有	无	有

表 3-31-6　复查脉象结论

复诊时间：2024 年 8 月 17 日

	脉位	脉率（次/分）	脉节律	脉力	紧张度	流利度	脉名
右手关部	中	63	不齐	无力	无弦、紧特征	无滑、涩特征	脉结虚

九、疗效反馈

坚持至今：自觉气血充足，气短乏力较前好转，面色较前红润；自觉抵抗力提升，咳嗽明显改善；睡眠较前改善，质量提升；情绪改善，较前平和；精神状

反馈视频二维码

态较前改善，有精力做事及运动；体重能控制下来了。

慢病管理后：皮肤状态变好，角质层增厚处基本消失。

十、体会

该患者为产后情志焦虑、抑郁，致使全身不适，属于中医情志致病中"思则气结"。《灵枢·本神》有言："愁忧者，气闭塞而不行"，"脾愁忧而不解则伤意，意伤则悗乱，四肢不举"。忧思过度则肝气郁结，思则伤脾，脾失运化，水湿内停，堆积体内，所以患者表现出情绪不佳，遇事易怒、焦虑，体重增加；患者为剖宫产术后，手术伤及血脉，日久血脉凝滞不通，形成瘀血，阻滞血液运行，故气短乏力、面白无华等，正如《血证论·吐血》说："气为血之帅，血随之而运行；血为气之守，气得之而静谧。气结则血凝，气虚则血脱，气迫则血走。"虽患者初次辨识体质以阳虚质和气虚质为主，但根据患者当时症状及诊断考虑优先从气郁质和血瘀质调理，改善患者情绪，增强患者继续调理的信心。所以调理上需疏肝解郁、活血化瘀，故使用气郁体质膏方和血瘀体质膏方能有效缓解患者术后气短乏力、全身疼痛、情绪不佳等症状；患者长期坚持体质调理，患者症状较前明显缓解，加之配合"一人一方"的慢病调理，增强了体质调理的效果如长期坚持体质调理、定期复诊、服用体质膏方，身体状态一定会得到更大改善。

案例 32
血瘀质兼阴虚质

（行走不稳，帕金森病，便秘，老年斑）

姓名：林某某　　性别：男　　年龄：69 岁　　初诊时间：2023 年 10 月 14 日

一、主诉：手、腿不自主抖动伴行走不稳数年。

二、病史资料：平素不自主手抖、腿抖，紧张时明显，且下肢伸不直伴走路不稳；大便干结，排便困难，排便不畅；睡眠质量不佳；面部、手部老年斑明显；舌淡红，苔黄白厚腻，脉滑促。

三、西医诊断：帕金森病，肾囊肿。

四、体质辨识报告

表 3-32-1 体质辨识结论图表

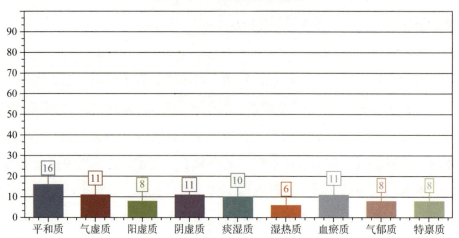

表 3-32-2 舌象结论

舌色	局部特征		苔色	苔质				舌形			
	边尖红	瘀点瘀斑		厚薄	腻	腐	苔剥	胖瘦	齿痕	点刺	裂纹
舌淡红	无	无	苔黄白相兼	厚	有	无	无	适中	无	无	无

表 3-32-3 脉象结论

	脉位	脉率（次/分）	脉节律	脉力	紧张度	流利度	脉名
右手关部	中	87	不齐	有力	无弦、紧特征	滑	脉促而滑

五、体质报告结论：血瘀质兼阴虚质。

六、体质分析

血瘀质：该患者平素不自主手抖、腿抖，紧张时明显，且下肢伸不直伴走路不稳；面部、手部老年斑明显；既往有帕金森病、肾囊肿病史。通过症状分析并结合诊断，考虑患者为血瘀质。

阴虚质：该患者大便干结，排便困难，排便不畅；睡眠质量不佳。通过症状分析，考虑患者为阴虚质。

七、调体方案

早空腹：血瘀质膏方。

晚睡前：阴虚质膏方。

一次 1 袋（18 g），一日两次，3 个月为一周期。

{**饮食禁忌**}血瘀体质的人宜少食生冷、寒凉、酸涩等容易凝滞血脉的食物，如冷饮、冰冻食品、荸荠、冬瓜、绿豆、梨子、柿子、田螺、螺蛳等；阴虚体质的人宜少食油腻、辛辣、性味温热等易损伤人体阴液的食物，如油炸物、辣椒、花椒、韭菜、桂圆、荔枝、虾、羊肉等。

{个体化调养建议} 起居有常，注意避暑避寒；保持心境平和、心情愉悦舒畅；加强户外运动，同时可配合穴位艾灸理疗。

八、复诊

该患者体质倾向于血瘀质和阴虚质，通过近1年的体质调理，患者症状较前改善，最近一次复查体质仍倾向于血瘀质和阴虚质，但阴虚质数值较最初稍有下降，平和质数值较前略上升。

表 3-32-4　复查体质辨识结论图表

复诊时间：2024 年 7 月 24 日

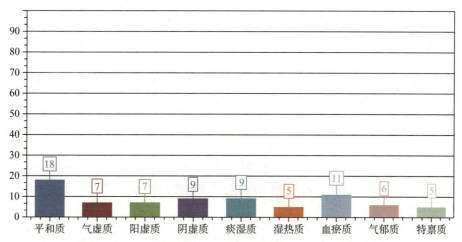

表 3-32-5　复查舌象结论

复诊时间：2024 年 7 月 24 日

舌色	局部特征		苔色	苔质				舌形			
	边尖红	瘀点瘀斑		厚薄	腻	腐	苔剥	胖瘦	齿痕	点刺	裂纹
舌淡红	无	无	苔黄	厚	有	无	无	胖	无	无	有

表 3-32-6　复查脉象结论

复诊时间：2024 年 7 月 24 日

脉位	脉率（次/分）	脉节律	脉力	紧张度	流利度	脉名
右手关部　中	80	齐	有力	无弦、紧特征	无滑、涩特征	其他脉

九、疗效反馈

坚持调理：目前腰、下肢可伸直，行走稳当；不自主手抖、腿抖症状较前好转；睡眠较前改善；目前整个精神状态好转，气色改善；面部及手部老年斑较前淡化；大便较前明显改善，现排便通畅，1 天 1 次。

反馈视频二维码

十、体会

帕金森病，中医称为"震颤麻痹"，《医宗金鉴》载："筋不用则弛，血不养则痹，风为动邪，故曰震颤也。"明代楼英在《医学纲目·颤振》中进一步阐述："风颤者，以风入于肝脏经络，上气不守正位，故使头招面摇，手足颤也。"所以主要是由于老年体弱，先天禀赋不足，肾精亏虚，髓海失养，筋脉失主所致，为本虚标实之证；而该患者主要为肝肾阴虚、血瘀动风所致，故辨识体质以血瘀质和阴虚质最为明显，所以调理上使用血瘀体质膏方活血化瘀通络和阴虚体质膏方滋补肝肾、滋阴清热，从而缓解患者手抖、腿抖、便秘、睡眠差等症状。患者通过近 1 年的调理体质，目前症状较前好转，但仍需长期坚持才能更好地缓解症状、更好地控制疾病。

案例 33
湿热质兼气郁质

（阴囊潮湿瘙痒，便秘，性情急躁易怒，肝血管瘤）

姓名：刘某某　　性别：男　　年龄：69　　初诊时间：2023 年 7 月 26 日

一、主诉：阴囊潮湿瘙痒反复发作，加重 2 个月。

二、病史资料：患者阴囊潮湿瘙痒反复发作，伴排尿时泡沫多；排便干结，大便量少、粘马桶；长期工作压力大，应酬多，肠息肉切除术后伴有腹部隐痛，性情急躁易怒，皮肤油脂很多，口干，口臭；偶睡眠差；舌红，苔黄腻，脉弦紧。有家族肝病史。

三、西医诊断：前列腺炎，便秘，肝血管瘤，肠息肉切除术后。

四、体质辨识报告

表 3-33-1　体质辨识结论图表

体质	得分
平和质	24
气虚质	4
阳虚质	4
阴虚质	10
痰湿质	10
湿热质	11
血瘀质	10
气郁质	4
特禀质	8

五、体质报告结论：湿热质兼气郁质。

六、体质分析

湿热质：该患者皮肤油脂很多，口干，口臭；阴囊部潮湿瘙痒，排尿时泡沫多、排便干结、大便量少、粘马桶，苔黄腻，脉弦紧。通过症状分析，考虑患者为湿热质。

气郁质：该患者长期工作压力大，应酬多，性情急躁易怒，有家族肝病史。通过症状分析并结合诊断，考虑患者为气郁质。

七、调体方案

早空腹：湿热质膏方。

晚睡前：气郁质膏方。

一次 1 袋（18 g），一日两次，3 个月为一周期。

{饮食禁忌} 湿热体质的人宜选用清利化湿的食物，少吃羊肉、动物内脏等肥厚油腻之物以及辛温助热的食物，比如韭菜、胡椒，以及火锅、烧烤、油炸之物。气郁体质的人宜选用具有理气解郁作用的食物，少吃收敛酸涩的食物，如乌梅、青梅、李子、柠檬、南瓜、泡菜等。

{个体化调养建议} 宜稳定情绪，尽量避免烦恼，可选择不同形式的兴趣爱好，注意个人卫生，预防皮肤病变，保持充足有规律的睡眠，避免饮用兴奋性饮料，不宜吸烟喝酒；宜乐观开朗，多与他人相处，不苛求自己也不苛求他人，如心情抑郁不能排解时，要积极寻找原因，及时向朋友倾诉，也可练习太极站桩功——揽插衣站桩功，平日保持有规律的睡眠。

八、复诊

该患者倾向于湿热质及气郁质，经过一年多的体质调理，各种症状明显改善，近期复查湿热体质较前改善，平和体质数值上升。

表 3-33-2　复查体质辨识结论图表

复诊时间：2024 年 9 月 4 日

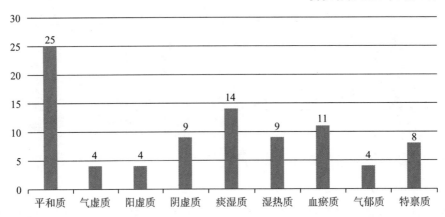

九、疗效反馈

肝血管瘤复查消失，阴囊部潮湿瘙痒好转，体重减轻，腹部变小，不易生气，大便基本正常，排便顺畅，1 天 2 次，未再便秘；配合眼部护理，自觉眼睛更明亮了。

反馈视频二维码

十、体会

阴囊潮湿在《素问·厥论篇》云："前阴者，宗筋之所聚"，为肝所主。胆经与肝经相表里。湿热蕴结于肝胆，致使肝失疏泄，胆气不升，水液运行失常，湿热循经下注，发为阴囊潮湿。湿热蕴结下焦，肠胃积热，耗伤津液，导致大便干结，腑气不通，肠道郁热失于濡润；患者既往有肝血管瘤，《济生·积聚论治》指出"忧、思、喜、怒之气……过则伤乎五脏……留结而成五积"；在《金匮翼·积聚统论气积篇》提到：气滞成积，凡忧思郁怒，久不得解者，多成肝血管瘤，进一步强调了情志郁结在肝血管瘤形成中的作用。结合诊断，患者经体质辨识以湿热质和气郁质明显，所以调理上清热利湿、疏肝解郁，故使用湿热体质膏方和气郁体质膏方能有效缓解患者湿热及气郁所致的阴囊潮湿瘙痒、皮肤油脂、便秘、肝血管瘤、性情急躁易怒等症状，长期坚持一定会取得满意的疗效。

案例 34
痰湿质兼阴虚质

（头晕，耳鸣，心慌，睡眠差，高血压，糖尿病）

姓名：龙某　　性别：男　　年龄：69 岁　　初诊时间：2023 年 6 月 23 日

一、主诉：头晕、耳鸣、心慌 2 月余。

二、病史资料：近 2 月余经常出现头晕，昏沉，耳鸣，心慌，咳嗽、咯痰等不适症状；精神较差，记忆力下降；睡眠差，易醒；小便频数，大便正常，舌红，苔白黄腻，舌下脉络紫黯、增粗，脉弦，按之无力。

三、西医诊断：高血压，糖尿病，动脉硬化，脂肪肝，肾结石，前列腺增生。

四、体质辨识报告

表 3-34-1　体质辨识结论图表

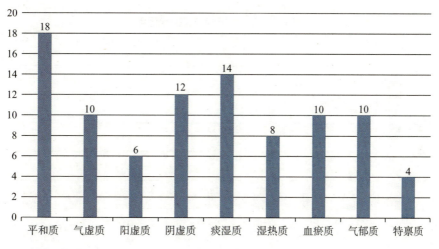

五、体质报告结论：痰湿质兼阴虚质。

六、体质分析

痰湿质：该患者基础慢病多，经常头晕，昏沉，咳嗽、咯痰，苔白黄腻，脉按之无力。既往有高血压、脂肪肝病史。通过症状分析并结合诊断，考虑患者为痰湿质。

阴虚质：该患者记忆力下降，耳鸣，心慌，睡眠差，易醒，舌红，脉弦，按之无力。通过症状分析，考虑患者为阴虚质。

七、调体方案

早空腹：痰湿质膏方。

晚睡前：阴虚质膏方。

一次1袋（18 g），一日两次，3个月为一周期。

{饮食禁忌}痰湿体质的人宜以清淡为主，少吃肥肉及甜、油、黏（腻）的食物，可多吃海带、冬瓜等。阴虚体质的人宜少吃温燥、辛辣、香浓的食物，如羊肉、辣椒、韭菜、葱、蒜、酒、咖啡、浓茶等。

{个体化调养建议}宜多参加社会活动，培养广泛的兴趣爱好，枕头不宜过高，早睡早起；尽量减少与人争执、动怒，不宜参加竞争性活动，可在安静、优雅的环境中练习书法、绘画等，适当运动，可练站桩功——斜行站桩功。

八、复诊

该患者倾向于痰湿质及阴虚质，经过一年多的体质调理，各种症状明显改善，近期复查痰湿体质以及阴虚体质较前改善，平和质数值提高。

表 3-34-2 复查体质辨识结论图表

复诊时间：2024 年 8 月 27 日

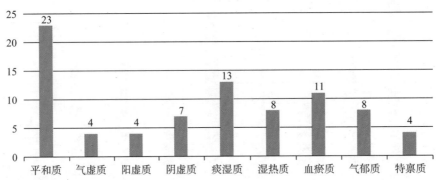

九、疗效反馈

精神气血较前明显改善，咳痰、头晕、耳鸣、心慌较前明显缓解，舌下脉络变细、颜色变浅，胃纳、睡眠及二便正常。高血压未服药下监测数值正常，现已停药；血糖控制稳定，降糖药从之前每天2次，降到现在每天1次。

反馈视频二维码

十、体会

该患者体质辨识以痰湿质和阴虚质为主。患者为老年男性，基础疾病多，以头晕、耳鸣、心慌为主症。其中高血压在中医称为"眩晕"，可表现为头晕、心慌等不适；《金匮·痰饮咳嗽病脉证并治第十二》曾言："心下有支饮，其人冒苦眩，泽泻汤主之"，指出头晕是由于脾失健运，运化失常，水液内停，日久聚湿成痰，痰浊阻滞脉络，导致痰瘀互结，脉道受损、增厚、狭窄，最终致血压升高、头晕、心慌等。患者长期肝肾阴虚，肾开窍于耳，肾阴虚则耳窍失于滋养，故耳鸣；肾阴耗伤，不能上济于心，导致心火亢奋，扰动神明，从而造成睡眠差、入睡困难、易醒等睡眠问题。

该患者在调理上宜健脾化湿、滋阴清热、培补肝肾，故使用痰湿体质膏方和阴虚体质膏方能有效缓解患者症状，长期坚持体质调理，能有效控制高血压、糖尿病等慢性病，减少对药物的依赖性，相信在调体过程中一定能取得满意的效果。

案例 35
血瘀质兼湿热质

（便秘，高血压，易上火，疲劳乏力）

姓名：罗某某　　性别：女　　年龄：84岁　　初诊时间：2019年11月11日

一、主诉： 便秘20余年，高血压10年。

二、病史资料： 便秘，大便干结，2~3天排便一次，需要使用通便药物辅助排便；平素血压控制不佳，血压波动大；平素易上火，口干咽干，夜间明显，夜间口干舌燥、咽痒、咳嗽；脚凉；疲劳乏力，行走缓慢；舌淡，舌体胖大，舌边有齿痕，舌中有裂纹，苔白厚腻，舌下脉络紫黯、增粗，脉弦结，按之无力。

三、西医诊断： 严重便秘，高血压，动脉硬化，脑供血不足，骨质增生，骨质疏松，胆囊切除术后。

四、体质辨识报告

表 3-35-1　体质辨识结论图表

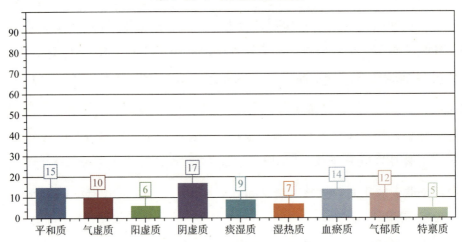

表 3-35-2　舌象结论

舌色	局部特征		苔色	苔质				舌形			
	边尖红	瘀点瘀斑		厚薄	腻	腐	苔剥	胖瘦	齿痕	点刺	裂纹
舌淡	无	无	苔白	厚	有	无	无	胖	有	无	有

表 3-35-3　脉象结论

	脉位	脉率（次/分）	脉节律	脉力	紧张度	流利度	脉名
右手关部	中	84	不齐	无力	弦	无滑、涩特征	脉虚弦结

五、体质报告结论：阴虚质兼血瘀质。

六、体质分析

阴虚质：该患者便秘，大便干结，2~3 天排便一次，需要使用通便药物辅助排便；平素易上火，口干咽干，夜间明显，夜间口干舌燥、咽痒、咳嗽；脉弦结，按之无力。通过症状分析，考虑患者为阴虚质。

血瘀质：该患者平素血压控制不佳，血压波动大；既往有高血压、动脉硬化、脑供血不足、骨质增生、胆囊切除术后等病史，舌下脉络紫黯，脉弦结，按之无力。通过症状分析并结合诊断，考虑患者为血瘀质。

七、调体方案

早空腹：血瘀质膏方。

晚睡前：阴虚质膏方。

一次 1 袋（18 g），一日两次，3 个月为一周期。

{**饮食禁忌**} 阴虚体质的人宜少食油腻、辛辣、性味温热等易损伤人体阴液的食物，如油炸物、辣椒、花椒、韭菜、桂圆、荔枝、虾、羊肉等；血瘀体质的人宜少食生冷、寒凉、酸涩等容易凝滞血脉的食物，如冷饮、冰冻食品、荸荠、冬瓜、绿豆、梨子、柿子、田螺、螺蛳等。

{个体化调养建议}起居有常，温暖舒适，注意避暑祛寒；建议做中等强度的运动，如中长跑、爬山、旅游及练习五禽戏、八段锦等；保持心境平和，控制情绪。

八、复诊

该患者体质倾向于阴虚质和血瘀质，通过3年多的体质调理，患者各症状较前均好转，慢性病得到有效控制。患者定期复诊，2023年开始患者体质以气郁质为主，兼夹气虚质、阴虚质，而患者最近一次复查体质倾向于阳虚质及气郁质，阴虚质、气郁质数值较前降低。从患者多次复诊体质结果看，患者整体阴虚质和气郁质尤为明显。

表 3-35-4　复查体质辨识结论图表

复诊时间：2023 年 11 月 18 日

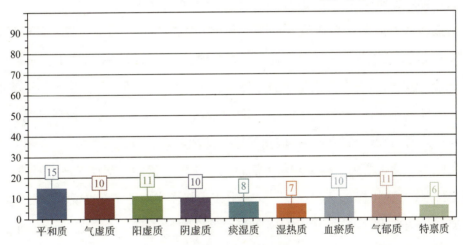

表 3-35-5　复查舌象结论

复诊时间：2023 年 11 月 18 日

舌色	局部特征		苔色	苔质				舌形			
	边尖红	瘀点瘀斑		厚薄	腻	腐	苔剥	胖瘦	齿痕	点刺	裂纹
舌淡红	无	无	苔黄白相兼	厚	有	无	无	适中	有	无	有

表 3-35-6　复查脉象结论

复诊时间：2023 年 11 月 18 日

	脉位	脉率（次/分）	脉节律	脉力	紧张度	流利度	脉名
右手关部	中	95	不齐	无力	弦	无滑、涩特征	脉虚弦促

九、疗效反馈

调理 2 周：口干、咽干情况改善；排便困难的程度有所减轻。

调理 2 个周期：口干、咽干基本消失，咳嗽较前改善；上火情况明显好转；大便基本正常，偶尔隔一天排一次，但身体无不适感。

调理至今：脚冷现象明显好转；大便正常，每天 1 次；血压稳定在 130/80 mmHg，降压药逐步减量；精神状态好，疲劳乏力情况好转；双下肢有劲，行走快。

反馈视频二维码

十、体会

该患者阴虚质明显，兼夹血瘀质。高血压病的基本病因病机为本虚标实。虚：肝肾阴虚，水不涵木；心脾两虚，气血不充；肾精不足，髓海失荣。实：肝阳上亢，阳化风动，气血上充；痰浊中阻，阻塞脉道，上蒙清窍；瘀血内生，涩滞血脉，遏伤脏腑。《素问·至真要大论》言："诸风掉眩，皆属于肝。"该患者主要为肝肾阴虚，阴虚不制阳，导致肝阳上亢，阳化风动，气血上充，故易血压升高，血压波动大；长期阴虚则易生内热，内热壅盛，煎熬津液，故口干、咽干、大便干结；患者高血压、骨质增生、动脉硬化等病日久，正如《素问·痹症》曰："病久入深，荣卫之行涩，经络时疏，故不通。"叶天士在《临证指南医案》也说："凡经主气，络主血，久病血瘀。"故该患者血瘀阻滞脉络，血脉不通，血脉凝滞，血行不畅，四肢得不到血液充养，所以脚凉。

故调理上需滋阴清热、活血化瘀，使用阴虚体质膏方和血瘀体质膏方能有效缓解患者口干、上火、咽干、便秘、脚凉等阴虚及血瘀症状。长期坚持调理，使得患者血压得到有效控制，降压药逐步减量，有效控制了慢性病。

案例 36
痰湿质兼气虚质

(心慌,胸闷,疲乏,失眠,慢性阻塞性肺疾病,肺气肿)

姓名:罗某某　　性别:女　　年龄:78 岁　　初诊时间:2021 年 5 月 13 日

一、主诉:心慌、胸闷、疲乏数年。

二、病史资料:心慌、胸闷明显,整日发作,需要辅助吸氧;疲劳乏力,自觉整日昏昏沉沉、精神差;面色无华,面部色斑;走路易累,少气懒言,气短;睡眠差,入睡困难,眠浅,甚至彻夜无法入睡;舌淡红,苔白厚腻,舌体胖大有裂纹,脉弦,按之无力。

三、西医诊断:二尖瓣关闭不全,脂肪肝,骨质增生,慢性阻塞性肺疾病,肺结节,肺气肿,乳腺增生。

四、体质辨识报告

表 3-36-1　体质辨识结论图表

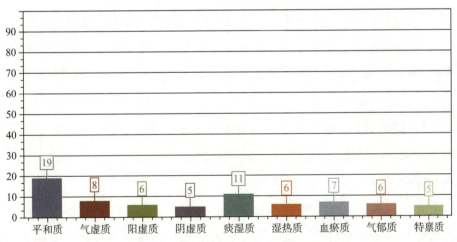

表 3-36-2　舌象结论

舌色	局部特征		苔色	苔质				舌形			
	边尖红	瘀点瘀斑		厚薄	腻	腐	苔剥	胖瘦	齿痕	点刺	裂纹
舌淡红	无	无	苔白	厚	有	无	无	胖	无	无	有

表 3-36-3 脉象结论

脉位	脉率（次/分）	脉节律	脉力	紧张度	流利度	脉名
右手关部 中	71	齐	无力	弦	无滑、涩特征	脉虚弦

五、体质报告结论：痰湿质兼气虚质。

六、体质分析

痰湿质：该患者疲劳乏力，自觉整日昏昏沉沉、精神差；胸闷明显，整日发作，苔白厚腻，舌体胖大有裂纹，脉按之无力。通过症状分析，考虑患者为痰湿质。

气虚质：该患者面色无华，疲劳乏力，走路易累，少气懒言，气短；心慌、整日发作，睡眠差，入睡困难，眠浅，甚至彻夜无法入睡；脉按之无力。通过症状分析，考虑患者为气虚质。

七、调体方案

早空腹：气虚质膏方。

晚睡前：痰湿质膏方。

一次1袋（18 g），一日两次，3个月为一周期。

{饮食禁忌}痰湿体质的人宜少食甜黏、油腻、肥甘厚味等容易助湿生痰的食物，如甜饮料、饴糖、李子、石榴、大枣、枇杷、肥肉等；气虚体质的人宜少食生冷性凉、油腻厚味、辛辣刺激等容易耗气破气的食物，如冷饮、冰冻食品、薄荷、香菜、胡椒、大蒜、柚子、槟榔等。

{个体化调养建议}起居有常，注意避寒祛湿；适度运动，"形劳而不倦"，可练习太极站桩功；保持心情愉悦，参加社区活动；同时配合穴位灸法理疗。

八、复诊

该患者体质倾向于痰湿质及气虚质，定期多次复诊，通过3年多的体质调理，患者各种症状较前明显好转，最近一次复查体质，该患者体质倾向于痰湿质和血瘀质，患者平和质数值较前升高。

表 3-36-4　复查体质辨识结论图表

复诊时间：2024 年 6 月 12 日

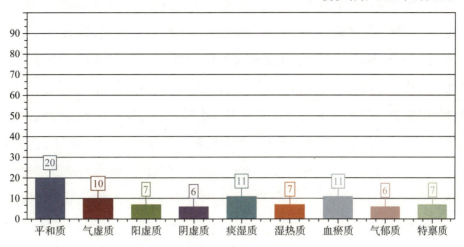

表 3-36-5　复查舌象结论

复诊时间：2024 年 6 月 12 日

舌色	局部特征		苔色	苔质				舌形			
	边尖红	瘀点瘀斑		厚薄	腻	腐	苔剥	胖瘦	齿痕	点刺	裂纹
舌淡红	无	无	苔白	厚	有	无	无	胖	有	无	有

表 3-36-6　复查脉象结论

复诊时间：2024 年 6 月 12 日

	脉位	脉率（次/分）	脉节律	脉力	紧张度	流利度	脉名
右手关部	中	70	齐	有力	弦	无滑、涩特征	脉缓弦

九、疗效反馈

坚持调理：精神状态明显改善，疲劳乏力较前明显好转，目前走路有劲、语声洪亮，面色红润；心慌、胸闷、气短明显改善；睡眠较前改善，睡眠时间达 4~5 小时；舌苔白腻的情况较前改善。

反馈视频二维码

十、体会

该患者痰湿质和气虚质尤为明显,患者为老年女性,体质虚弱,"肺为气之主,脾为气之源,肾为气之根",肺主气、司呼吸,而患者气虚一为肺气亏虚,生理功能减弱,《灵枢·本神》:"肺气虚则鼻塞不利,少气,实则喘喝胸盈仰息"。故患者出现疲劳乏力、胸闷等肺气不足的表现,加之患者有慢阻肺、肺气肿、肺结节等慢性肺部疾患,日久气虚越显。二为脾气虚弱,中医所讲"脾胃为气血生化之源",脾气亏虚,则运化水谷精微乏力,不能上荣于肺,而亦可导致疲劳乏力等症状,气不养心,则心神失养、心神不安,故睡眠差;而且脾主运化,主要运化机体内的水湿,脾气亏虚,运化无力,导致水湿内停,日久聚湿成痰,形成痰湿,上蒙头窍,故可见头昏沉等。

该患者在调理上需要益气健脾、化痰利湿,故选择适用气虚体质膏方和痰湿体质膏方,长期使用能有效缓解患者症状;加之患者有慢性阻塞性肺疾病的慢病史,疾病加重时可能会使用激素类药物治疗,长期坚持体质调理、使用体质膏方可能减少激素使用量或使患者疾病发作的症状较轻,体质调理应长期坚持,效果才能更显著。

案例 37
痰湿质兼阴虚质

(心慌,睡眠差,肺结节)

姓名:罗某某 性别:女 年龄:65 岁 初诊时间:2023 年 9 月 18 日

一、**主诉**:心慌伴睡眠差 3 个月。

二、**病史资料**:患者近 3 个月来易心慌,伴睡眠差,汗多,盗汗;平素急躁易怒,口干口苦;四肢不温;食欲一般,消化不良,食甚后易腹胀、反酸;皮肤干燥,大便干结、难解;唇紫暗。舌淡红,苔白腻,舌下静脉紫黯、增粗,脉细数。

三、**西医诊断**:心肌缺血,肺结节,动脉硬化,高脂血症,高胆固醇血症,乳腺增生。

四、体质辨识报告

表 3-37-1 体质辨识结论图表

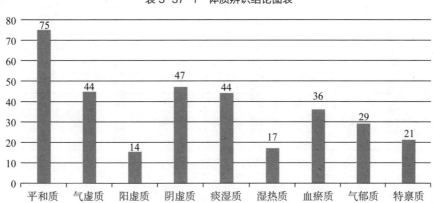

五、体质报告结论：痰湿质兼阴虚质。

六、体质分析

痰湿质：该患者血脂高，食欲一般，食甚后易腹胀、反酸；有高血脂、胆固醇升高，苔白腻。通过症状分析并结合诊断，考虑患者为痰湿质。

阴虚质：该患者皮肤干燥，心慌，睡眠差，汗多，盗汗，平素烦躁易怒，口干，大便干结、难解。通过症状分析，考虑患者为阴虚质。

七、调体方案

早空腹：痰湿质膏方。

晚睡前：阴虚质膏方。

一次1袋（18 g），一日两次，3个月为一周期。

{饮食禁忌}痰湿体质的人宜以清淡为主，少吃肥肉及甜、油、黏（腻）的食物，可多吃海带、冬瓜等。阴虚体质的人宜少吃温燥、辛辣、香浓的食物，如羊肉、辣椒、韭菜、葱、蒜、酒、咖啡、浓茶等。

{个体化调养建议}宜多参加社会活动，培养广泛的兴趣爱好，晚上睡觉枕头不宜过高，早睡早起；尽量减少与人争执、动怒，不宜参加竞争胜负的活动，可在安静、优雅的环境中练习书法、绘画等，适当运动，可练习太极站桩功——斜行站桩功。

八、复诊

该患者体质倾向于痰湿质及阴虚质，经过近一年的体质调理，各种症状明显改善，近期复查痰湿体质较前改善。

表 3-37-2　复查体质辨识结论图表

复诊时间：2024 年 8 月 9 日

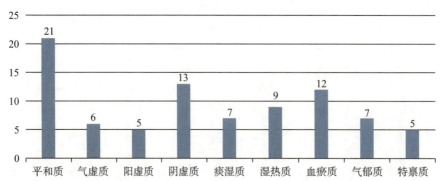

九、疗效反馈

调理体质 11 个月：睡眠较前改善，以前心肌缺血（心电图示 T 波改变），易心慌，唇紫暗，舌下静脉紫黯、增粗；现唇颜色较红润，心慌症状消失。体检结果：去年肺结节 9 mm，今年肺结节 7 mm，结节变小。以前易烦躁易怒，现在心情舒畅。

反馈视频二维码

十、体会

该患者痰湿质和阴虚质明显；中医认为血脂、胆固醇升高与痰湿内蕴、气机郁滞密切相关。脾胃功能失调是主要原因，脾胃为气血生化之源，若运化失常，则痰湿内生，痰浊阻滞血脉，导致血脂、胆固醇升高。情志不畅，肝气郁结，影响气血运行，血脂代谢受阻。而该患者平素急躁易怒，故情志不畅，又可导致气滞血瘀，瘀血生成，且痰湿壅盛，痰瘀互结，日久易患结节、包块、肿瘤等。金元四大家之朱丹溪倡"窠囊"之说，认为"痰和瘀均为阴邪，同气相求，既可因痰生瘀，亦可因瘀生痰，形成痰瘀同病"，提出"自气成积，自积成痰，痰挟瘀血，遂成窠囊"的论点，该患者在调理痰湿质时可阶段性配合血瘀质的调理。阴虚则易生内热，内热炽盛，煎熬津液，心神失养，则心慌、睡眠差、口干等；肠道失于津液滋养，故大便干结、难解等，调理上宜滋阴清热。该患者应使用痰湿体质膏方和阴虚体质膏方，长期坚持体质调理，能有效缓解患者上述症状，同时配合血瘀体质膏方使用，阶段性调整方案，长期坚持一定会取得满意的效果，能有效缓解和控制慢性病。

案例 38
痰湿质兼气虚质

（睡眠呼吸暂停综合征）

姓名：罗某某　　性别：男　　年龄：81 岁　　初诊时间：2021 年 5 月 11 日

一、**主诉**：睡眠呼吸暂停综合征数年。

二、**病史资料**：打鼾明显，气短，疲劳乏力；痰多，难咯；汗多，冬、夏季每到早晨五六点头部大汗淋漓；汗黏（贴身衣物很油腻）；面白无华，手心发热；舌淡红，舌中有裂纹，苔白厚腻，脉结，按之无力。

三、**西医诊断**：睡眠呼吸暂停综合征，下肢静脉曲张，高血压，轻度脑萎缩，脑梗死，冠心病，肾囊肿，胆囊切除术后。

四、**体质辨识报告**

表 3-38-1　体质辨识结论图表

平和质	气虚质	阳虚质	阴虚质	痰湿质	湿热质	血瘀质	气郁质	特禀质
20	9	7	7	9	8	7	4	7

表 3-38-2　舌象结论

舌色	局部特征		苔色	苔质				舌形			
	边尖红	瘀点瘀斑		厚薄	腻	腐	苔剥	胖瘦	齿痕	点刺	裂纹
舌淡红	无	无	苔白	厚	有	无	无	适中	无	无	有

表 3-38-3　脉象结论

脉位	脉率（次/分）	脉节律	脉力	紧张度	流利度	脉名
右手关部	中	80	不齐	无力	无弦、紧特征	无滑、涩特征	脉结虚

五、体质报告结论：痰湿质兼气虚质。

六、体质分析

痰湿质：该患者汗黏（贴身衣物很油腻）；痰多，难咯；舌中有裂纹，苔白厚腻，脉按之无力。通过患者症状分析，考虑患者为痰湿质。

气虚质：该患者打鼾明显，气短，疲劳乏力；汗多，冬、夏季每到早晨五六点头部大汗淋漓；面白无华，脉按之无力。通过患者症状分析，考虑患者为气虚质。

七、调体方案

早空腹：气虚质膏方。

晚睡前：痰湿质膏方。

一次 1 袋（18 g），一日两次，3 个月为一周期。

{饮食禁忌}痰湿体质的人宜少食甜黏、油腻、肥甘厚味等容易助湿生痰的食物，如甜饮料、饴糖、李子、石榴、大枣、枇杷、肥肉等；气虚体质的人宜少食生冷性凉、油腻厚味、辛辣刺激等容易耗气破气的食物，如冷饮、冰冻食品、薄荷、香菜、胡椒、大蒜、柚子、槟榔等。

{个体化调养建议}起居有常，注意避湿；保持心情愉悦；适度运动，"形劳而不倦"，可练习太极站桩功，配合艾灸理疗。

八、复诊

该患者体质基本为平和质，倾向于痰湿质和气虚质，通过近 3 年的体质调理，患者各症状均较前好转，最近一次复查体质该患者以血瘀质和痰湿质为主，倾向于湿热质。

表 3-38-4　复查体质辨识结论图表

复诊时间：2024 年 6 月 4 日

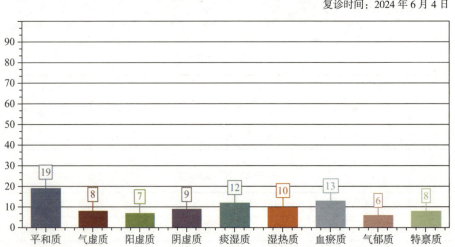

表 3-38-5　复查舌象结论

复诊时间：2024 年 6 月 4 日

舌色	局部特征		苔色	苔质				舌形			
	边尖红	瘀点瘀斑		厚薄	腻	腐	苔剥	胖瘦	齿痕	点刺	裂纹
舌淡红	无	无	苔白	厚	有	无	无	胖	无	无	有

表 3-38-6　复查脉象结论

复诊时间：2024 年 6 月 4 日

	脉位	脉率（次/分）	脉节律	脉力	紧张度	流利度	脉名
右手关部	中	56	不齐	无力	弦	无滑、涩特征	脉虚弦结

九、疗效反馈

坚持调理：打鼾基本消失；晨起出汗情况基本消失；贴身衣物不再油腻；目前精神好，面色红润；手心发热、痰多较前好转。

反馈视频二维码

十、体会

睡眠呼吸暂停综合征在祖国医学中称之为鼾眠症，《素问·逆调论》"不得卧而息有音者，是阳明之逆也……"；《伤寒论》"风温为病，脉阴阳具浮，自汗出，身重，多眠睡，鼻息必鼾……"；《诸病源候论》"鼾眠者，眠里喉咽间有声也……"等对鼾眠症做了较为详细的描述，并认为由于各种原因引起肺、脾、肾三脏运化水液的功能失常，导致痰浊内郁，气机不利，阻塞脉络，或痰浊和瘀血交结，上蒙清窍，脑失濡养是其病症的主要病因病机。而该患者为高龄男性，年老体弱，脏腑功能减退，整体呈现一个虚弱状态，加之既往慢性病较多，所以体质弱，而患者辨识体质后以痰湿质和气虚质为主，"脾胃为气血生化之源"，所以调理上宜健脾化湿、补脾益气，长期使用痰湿体质膏方和气虚体质膏方能有效改善患者疲劳乏力、气短、打鼾、汗多等症状，起到健脾化痰利湿、补脾益气的功效。体质调理需要长期坚持。

案例 39
湿热质兼痰湿质

（慢性支气管炎，咳嗽，免疫力低下，下肢关节疼痛）

姓名：缪某某　　性别：女　　年龄：76 岁　　初诊时间：2020 年 9 月 22 日

一、主诉：慢性支气管炎 31 年，咳嗽数月。

二、病史资料：咳嗽数月，痰多，冬季加重；疲劳乏力，面色无华；情绪急躁易怒；食欲差，进食少；平素易感冒；睡眠质量差，频繁做梦；下肢关节疼痛，遇寒加重；舌淡红，苔黄白厚腻，舌边有齿痕，脉弦结，按之无力。

三、西医诊断：慢性支气管炎，脂肪肝，动脉硬化，脑供血不足，下肢静脉曲张。

四、体质辨识报告

表 3-39-1　体质辨识结论图表

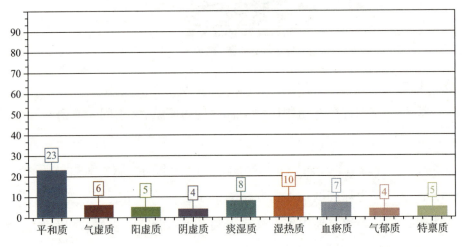

表 3-39-2　舌象结论

舌色	局部特征		苔色	苔质				舌形			
	边尖红	瘀点瘀斑		厚薄	腻	腐	苔剥	胖瘦	齿痕	点刺	裂纹
舌淡红	无	无	苔黄白相兼	厚	有	无	无	适中	有	无	无

表 3-39-3　脉象结论

	脉位	脉率（次/分）	脉节律	脉力	紧张度	流利度	脉名
右手关部	中	73	不齐	无力	弦	无滑、涩特征	脉虚弦结

五、体质报告结论：湿热质兼痰湿质（根据患者主要症状，优先调理痰湿质和血瘀质）。

六、体质分析

痰湿质：该患者咳嗽数月，痰多，冬季加重；食欲差，进食少；睡眠质量差，频繁做梦；舌淡红，苔黄白厚腻，脉按之无力。通过症状分析，考虑患者为痰湿质。

血瘀质：该患者下肢关节疼痛，遇寒加重；既往有动脉硬化、脑供血不足、下肢静脉曲张病史；脉弦结，按之无力。通过症状分析并结合诊断，考虑患者为血瘀质。

七、调体方案

早空腹：痰湿质膏方。

晚睡前：血瘀质膏方。

一次1袋（18 g），一日两次，3个月为一周期。

{饮食禁忌}痰湿体质的人宜少食甜黏、油腻、肥甘厚味等容易助湿生痰的食物，如甜饮料、饴糖、李子、石榴、大枣、枇杷、肥肉等；血瘀体质的人宜少食生冷、寒凉、酸涩等容易凝滞血脉的食物，如冷饮、冰冻食品、荸荠、冬瓜、绿豆、梨子、柿子、田螺、螺蛳等。

{个体化调养建议}起居有常，注意避寒祛湿；加强户外运动；保持心境平和，心情愉悦。

八、复诊

该患者体质基本为平和体质，倾向于湿热质，但患者目前症状主要以痰湿和血瘀为主，故初次调体从痰湿质和血瘀质开始。通过近4年的体质调理，患者症状较前好转，近两年患者复查体质以痰湿质和血瘀质为主，倾向于气虚质、气郁质，与最初辨识的患者体质稍有反复。

表 3-39-4　复查体质辨识结论图表

复诊时间：2024 年 7 月 13 日

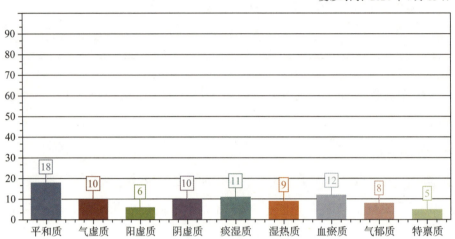

表 3-39-5　复查舌象结论

复诊时间：2024 年 7 月 13 日

舌色	局部特征		苔色	苔质				舌形			
	边尖红	瘀点瘀斑		厚薄	腻	腐	苔剥	胖瘦	齿痕	点刺	裂纹
舌淡红	无	无	苔黄白相兼	厚	有	无	无	适中	无	无	无

表 3-39-6　复查脉象结论

复诊时间：2024 年 7 月 13 日

	脉位	脉率（次/分）	脉节律	脉力	紧张度	流利度	脉名
右手关部	中	64	不齐	无力	无弦、紧特征	无滑、涩特征	脉结虚

九、疗效反馈

坚持调理：近 4 年慢性支气管炎未急性发作，冬季咳嗽情况消失；精气神较前明显好转，面色红润；目前情绪较平和；食欲改善，进食增加；失眠好转，多梦明显缓解；免疫力提高，感冒次数较前减少，症状轻微；下肢静脉曲张较前减轻，关节疼痛情况明显好转。

反馈视频二维码

十、体会

该患者虽然辨识体质以湿热质为主，但根据患者当时主要症状，考虑从痰湿质和血瘀质开始调理，故宜健脾利湿、活血化瘀；而在调理痰湿质的过程中也可减轻湿热质，效果更佳。患者患慢性支气管炎 30 余年，明代张景岳在《景岳全书·杂证谟·咳嗽》中说："咳嗽之要，止唯二证……一曰外感，一曰内伤而尽之矣。"中医学认为本病的发生与发展，常与外邪的反复侵袭、肺脾肾三脏功能失调密切相关。若肺气虚弱，卫外不固，每易遭受外邪入侵，以致咳嗽反复发作；或因年老体虚，脾肺肾气虚，水津不布，痰饮内停，阻遏于肺，引起长期咳喘。该患者病程长，病情经久不愈，常由脾肺损及于肾，致肾气亏虚，摄纳无权。患者长期坚持服用痰湿体质膏方和血瘀体质膏方，定期复诊体质，及时调整，症状明显缓解，取得了满意的效果。

案例 40
阴虚质兼气郁质

（高血压，失眠，腰痛）

姓名：彭某某　　性别：女　　年龄：65 岁　　初诊时间：2021 年 6 月 12 日

一、**主诉**：高血压 7 年余，失眠 1 年余。

二、**病史资料**：睡眠质量不佳 1 年余，辗转反侧难以入眠，眠浅，易醒，醒后难入睡，醒后头部昏沉；免疫力低下，易感冒，感冒时间长；平素情绪不佳，急躁易怒；腰部疼痛明显；吃生冷、寒凉食物易腹泻；舌淡红，苔黄白厚腻，舌下脉络紫黯、增粗，脉弦结沉，按之无力。

三、**西医诊断**：高血压，睡眠障碍。

四、**体质辨识报告**

表 3-40-1　体质辨识结论图表

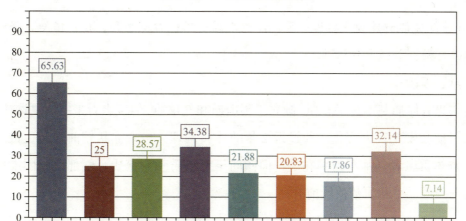

表 3-40-2 舌象结论

舌色	局部特征		苔色	苔质				舌形			
	边尖红	瘀点瘀斑		厚薄	腻	腐	苔剥	胖瘦	齿痕	点刺	裂纹
舌淡红	无	无	苔黄白相兼	厚	有	无	无	瘦	无	无	无

表 3-40-3 脉象结论

	脉位	脉率（次/分）	脉节律	脉力	紧张度	流利度	脉名
右手关部	沉	77	不齐		弦	无滑、涩特征	脉虚弦结沉

五、体质报告结论：阴虚质兼气郁质。

六、体质分析

阴虚质：该患者睡眠质量不佳，辗转反侧难以入眠，眠浅，易醒，醒后难入睡，醒后头部昏沉；脉弦结沉，按之无力。通过症状分析，考虑患者为阴虚质。

气郁质：该患者平素情绪不佳，急躁易怒；脉弦结沉。通过症状分析，考虑患者为气郁质。

七、调体方案

早空腹：气郁质膏方。

晚睡前：阴虚质膏方。

一次 1 袋（18 g），一日两次，3 个月为一周期。

{饮食禁忌} 阴虚体质的人宜少食油腻、辛辣、性味温热等易损伤人体阴液的食物，如油炸物、辣椒、花椒、韭菜、桂圆、荔枝、虾、羊肉等；气郁体质的人宜少食具有收敛酸涩之性等容易加重气郁表现的食物，如石榴、杨桃、柠檬、乌梅、酸枣等。

{个体化调养建议} 起居有常，注意避暑；保持心境平和，控制情绪，保持心情愉快舒畅；加强户外运动。

八、复诊

该患者体质基本为平和质，倾向于阴虚质和气郁质，但该患者未定期复诊体质，体质可能会发生较大变化。通过近 2 年的体质调理，患者症状较前好转，最近一次复查体质患者仍基本为平和质，但倾向于痰湿质和血瘀质，气郁质和阴虚质数值较前降低，平和质数值较前升高。

表 3-40-4　复查体质辨识结论图表

复诊时间：2023 年 11 月 23 日

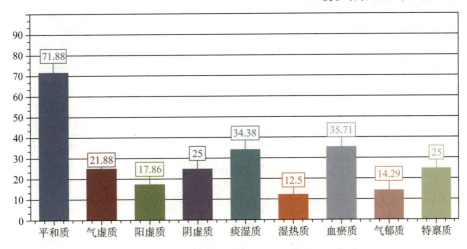

表 3-40-5　复查舌象结论

复诊时间：2023 年 11 月 23 日

舌色	局部特征		苔色	苔质				舌形			
	边尖红	瘀点瘀斑		厚薄	腻	腐	苔剥	胖瘦	齿痕	点刺	裂纹
舌淡红	无	无	苔黄白相兼	厚	有	无	无	瘦	无	无	无

表 3-40-6　复查脉象结论

复诊时间：2023 年 11 月 23 日

脉位	脉率（次/分）	脉节律	脉力	紧张度	流利度	脉名
右手关部	中	75	齐	有力	弦	无滑、涩特征	脉弦

九、疗效反馈

坚持调理：睡眠质量提高，入睡快，最多起夜 1 次，醒后能很快再次入睡，整体睡眠得到明显改善；免疫力提高，感冒次数明显下降；腹泻较前好转；舌象较前改善，目前舌体较前红润。

慢病管理 20 天后：腰痛较前有所好转。

反馈视频二维码

十、体会

从该患者症状可以看出患者目前主要为阴虚质、气郁质，但有血瘀质、气虚质等倾向。其中，其阴虚质兼有气郁质，二者相互共存，所以在调理上需滋阴清热、培补肝肾，兼疏肝解郁。《灵枢·邪客》曰："心为五脏六腑之大主"，阴虚主要为肝阴血亏虚和肾阴亏虚所致，肝肾阴虚，不能上荣于心，心神失养，则睡眠差；阴虚则阴不制阳，易阳亢于上，加之患者平素情绪急躁易怒，日久导致血压升高。

正如《丹溪心法·六郁五十二》曰："气血冲和，万病不生，一有怫郁，诸病生焉。故人身诸病，多生于郁。"气郁可致高血压病，与高血压早期病位一样，责之于肝。所以使用阴虚体质膏方和气郁体质膏方能有效缓解患者症状，控制患者血压，同时配合血瘀体质膏方和慢病膏方有效改善了患者腰痛情况。体质膏方需要长期使用效果才好。

案例 41
湿热质兼气虚质

（间断头皮囊肿，易过敏，怕冷，经常性头晕）

姓名：彭某　　性别：女　　年龄：57 岁　　初诊时间：2023 年 11 月 17 日

一、**主诉**：间断头皮囊肿数月。

二、**病史资料**：头皮可见囊肿；畏寒怕冷，易受凉感冒，需口服药物治疗；易过敏，表现为皮肤散在湿疹、疱疹、荨麻疹；经常性头晕；腰痛；舌淡红，苔黄白厚腻，舌边有齿痕，中有裂纹，脉弦，按之无力。

三、**西医诊断**：头皮囊肿，荨麻疹，痔疮术后。

四、**体质辨识报告**

表 3-41-1　体质辨识结论图表

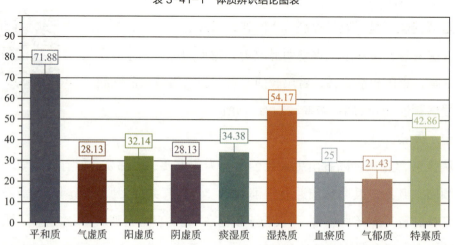

表 3-41-2 舌象结论

舌色	局部特征		苔色	苔质				舌形			
	边尖红	瘀点瘀斑		厚薄	腻	腐	苔剥	胖瘦	齿痕	点刺	裂纹
舌淡红	无	无	苔黄白相兼	厚	有	无	无	适中	有	无	有

表 3-41-3 脉象结论

	脉位	脉率（次/分）	脉节律	脉力	紧张度	流利度	脉名
右手关部	中	74	齐	无力	弦	无滑、涩特征	脉虚弦

五、体质报告结论：湿热质兼特禀质（根据患者目前症状以及体质考虑优先调理湿热质和气虚质）。

六、体质分析

湿热质：该患者头皮可见囊肿；易过敏，表现为皮肤散在湿疹、疱疹、荨麻疹；苔黄白厚腻，舌边有齿痕，中有裂纹，脉按之无力。通过症状分析，考虑患者为湿热质。

气虚质：该患者畏寒怕冷，易受凉感冒，需口服药物治疗；经常性头晕；脉按之无力。通过症状分析，考虑患者为气虚质。

七、调体方案

早空腹：气虚质膏方。

晚睡前：湿热质膏方。

一次1袋（18g），一日两次，3个月为一周期。

{饮食禁忌}湿热体质的人宜少食辛辣燥烈、大热大补、易助长人体湿热的食物，如烧烤、辣椒、生姜、大蒜、狗肉、羊肉、牛肉等温热之品；气虚体质的人宜少食生冷性凉、油腻厚味、辛辣刺激等容易耗气破气的食物，如冷饮、冰冻食品、薄荷、香菜、胡椒、大蒜、柚子、槟榔等，同时需忌用香菜、海鲜、羊肉等发物类食物。

{个体化调养建议}起居有常，注意避寒祛湿，保暖；适度运动，"形劳而不倦"，太极站桩；保持心情愉快。

八、复诊

该患者体质倾向于湿热质和特禀质，结合患者主要症状和体质，考虑调理湿热质和气虚质；通过半年多的体质调理，患者症状较前有所好转；最近一次复查患者体质为平和质，但痰湿质和气虚质较为明显，湿热质数值明显降低。

表 3-41-4　复查体质辨识结论图表

复诊时间：2024 年 6 月 20 日

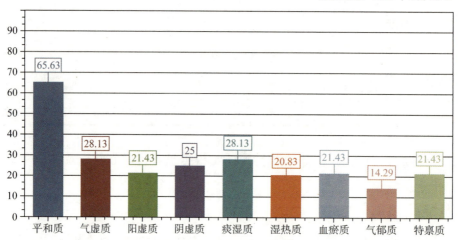

表 3-41-5　复查舌象结论

复诊时间：2024 年 6 月 20 日

舌色	局部特征		苔色	苔质				舌形			
	边尖红	瘀点瘀斑		厚薄	腻	腐	苔剥	胖瘦	齿痕	点刺	裂纹
舌淡红	无	无	苔白	厚	有	无	无	适中	无	无	无

表 3-41-6　复查脉象结论

复诊时间：2024 年 6 月 20 日

	脉位	脉率（次/分）	脉节律	脉力	紧张度	流利度	脉名
右手关部	中	71	齐	无力	弦	无滑、涩特征	脉弦

九、疗效反馈

坚持调理：畏寒怕冷情况改善；免疫力提高，不易感冒；头晕频率减少、头晕程度减轻；过敏、湿疹情况均有好转。

十、体会

该患者虽辨识体质以湿热质和特禀质为主，但困扰患者的主要为机体易过敏，易患湿疹、疱疹、荨麻疹，而过敏从中医角度来讲，主要是由于人体的肺、脾、肾三脏功能衰弱、失调造成的，所以考虑从气虚质着手调理患者虚弱的体质，正如《素问·刺法论》所说："正气存内，邪不可干"。如果人体的正气虚弱，抗病能力低下，不足以抗御邪气，或病邪的毒性过强，则病邪可乘虚而入。《灵枢·百病始生》说："风雨寒热，不得虚，邪不能独伤人。猝然逢疾风暴雨而不病者，盖无虚，故邪不能独伤人。"而《素问·评热论》说："邪之所凑，其气必虚"。湿热体质也易出现过敏症状，主要为肝、胆、脾、胃功能失调，运化无力，导致体内湿热病邪积聚，发于肌表，表现为荨麻疹、湿疹等。改善特禀体质需先从湿热质和气虚质调理，从根本上去除诱因，增强机体抗病能力，而使用湿热体质膏方和气虚体质膏方能有效缓解患者症状，起到清热利湿、益气健脾的功效。长期坚持体质调理，定期复诊，及时调整方案，配合情志、饮食、起居等调养，可以取得满意效果。

案例42
阳虚质兼气虚质

（肺癌术后全身不适，怕冷，易感冒，经常腹泻，失眠，颈椎病，腰椎间盘突出）

姓名：彭某某　　性别：女　　年龄：76岁　　初诊时间：2018年10月16日

一、**主诉**：肺癌术后全身不适3年余。

二、**病史资料**：年轻时工作压力大，身体不好但未重视。有高血压、冠心病等基础疾病，多次手术史，特别是在2015年，做了肺癌切除手术，术后未进行放化疗，坚持口服中药治疗，但身体状态一直不佳。主要表现为：精神状态差，面色苍白；特别易感冒，一年感冒5~6次，感冒后易复感，持续时间长，最长20~30天，感冒伴有咳嗽，甚至咳嗽严重而引起反胃、气促；经常腹泻，为水样便，或大便溏稀不成形、粘马桶，次数多；汗多，活动后全身出汗，需在背部垫毛巾，且需经常更换；失眠，经常彻夜难眠，需口服安眠药（1片），睡眠时间仅1~2小时，夜尿4~5次，醒后不易入睡；怕冷，手足冰凉；颈部、腰部以及其他关节疼痛，影响生活质量，严重时需住院治疗，住院时给予针灸、拔罐、输液等，现每年都住院理疗数次；舌暗红，舌体胖大，苔薄白，脉弦促，按之无力。

三、**西医诊断**：肺恶性肿瘤术后，慢性呼吸道疾病，高血压，冠心病，右肩骨折，骨质疏松，颈椎病，腰椎间盘突出，子宫全切术后（有子宫肌瘤病史），胆囊切除术后。

四、体质辨识报告

表 3-42-1 体质辨识结论图表

平和质	气虚质	阳虚质	阴虚质	痰湿质	湿热质	血瘀质	气郁质	特禀质
19	8	16	9	10	8	9	4	4

表 3-42-2 舌象结论

舌色	局部特征		苔色	苔质				舌形			
	边尖红	瘀点瘀斑		厚薄	腻	腐	苔剥	胖瘦	齿痕	点刺	裂纹
舌暗红	无	无	苔白	薄	无	无	无	胖	无	无	有

表 3-42-3 脉象结论

脉位	脉率（次/分）	脉节律	脉力	紧张度	流利度	脉名
右手关部	中	89	不齐	无力	弦	无滑、涩特征	脉虚弦促

五、体质报告结论

阳虚质兼痰湿质（根据患者目前身体情况，考虑从阳虚质和气虚质调理）。

六、体质分析

阳虚质：该患者怕冷，手足冰凉；经常腹泻，为水样便，或大便溏稀不成形、粘马桶，次数多；舌质暗红，舌体胖大，苔薄白，脉按之无力。通过症状分析，考虑患者为阳虚质。

气虚质：该患者精神状态差，面色苍白；特别易感冒，一年感冒5~6次，感冒后易复感，持续时间长，最长20~30天，感冒伴有咳嗽，甚至咳嗽严重而引起反胃、气促；汗多，活动后全身出汗，需在背部垫毛巾，且需经常更换；苔薄白，脉按之无力。通过症状分析，考虑患者为气虚质。

七、调体方案

早空腹：阳虚质膏方。

晚睡前：气虚质膏方。

一次 1 袋（18 g），一日两次，3 个月为一周期。

{饮食禁忌}气虚体质的人宜少食生冷性凉、油腻厚味、辛辣刺激等容易耗气破气的食物，如冷饮、冰冻食品、薄荷、香菜、胡椒、大蒜、柚子、槟榔等；阳虚体质的人宜少食性味寒凉易损伤人体阳气的食物，如菱角、茄子、冬瓜、苦瓜、梨子、西瓜、蛏肉、海螺等；宜少食生食冷食，以避免增加体内的寒气。

{个体化调养建议}起居有常，注意避寒保暖；适度运动，"形劳而不倦"，可练太极站桩功；保持心情舒畅，参加社区集体活动等。

八、复诊

该患者体质倾向于阳虚质和痰湿质，结合患者当前症状及诊断，考虑从阳虚质和气虚质开始调理，通过近 5 年的体质调理，患者症状明显好转，最近一次复查体质仍以阳虚质和痰湿质为主，倾向于血瘀质，但阳虚质数值较前下降，痰湿质数值仍保持不变。

表 3-42-4 复查体质辨识结论图表

复诊时间：2023 年 8 月 16 日

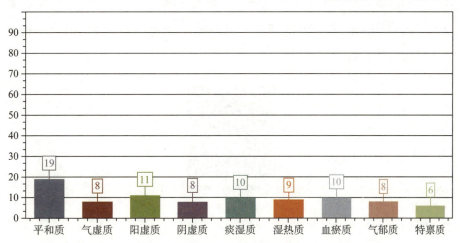

表 3-42-5 复查舌象结论

复诊时间：2023 年 8 月 16 日

舌色	局部特征		苔色	苔质				舌形			
	边尖红	瘀点瘀斑		厚薄	腻	腐	苔剥	胖瘦	齿痕	点刺	裂纹
舌淡红	无	无	苔黄白相兼	厚	有	无	无	胖	有	无	无

表 3-42-6　复查脉象结论

复诊时间：2023 年 8 月 16 日

	脉位	脉率（次/分）	脉节律	脉力	紧张度	流利度	脉名
右手关部	中	71	齐	中	弦	无滑、涩特征	脉弦

九、疗效反馈

2018 年开始接触体质调理，但未坚持规律服用体质膏方，效果不是很好。2019 年 8 月开始认真调理，明显感觉到身体变化。

调理 1 个周期后：感冒次数减少，咳嗽频率降低，程度减轻；手足冰凉较前好转；目前大便成形，排便规律，每天排便 1~2 次。

调理 2 个周期后：睡眠质量明显提高，夜尿次数减少至 1~2 次。

调理 3 个周期后：

（1）颈椎、膝关节及腰部疼痛明显减轻，不需做理疗了。

（2）精神状态明显改善，疲乏困倦减轻，精力充沛（国庆 70 周年时参加活动，很多朋友都说不像生过大病的样子，自我感觉也像是回到了年轻时候，很有精神）。

（3）汗多情况改善；免疫力增强，2020 年近 1 年未出现感冒。

坚持调理至今：

（1）目前睡眠质量好（未服用安眠药，现有深睡眠 5~6 小时，做梦次数减少）。

（2）面色红润（很多老朋友都说患者身体比之前好多了）；结合站桩功和情志调理，目前情绪很好。

反馈视频二维码

十、体会

中医学认为，肺主一身之气。《素问·经脉别论》曰："脉气流经，经气归于肺，肺朝百脉，输精于皮毛""饮入于胃，游溢精气……上归于肺，通调水道，下输膀胱，水精四布，五经并行"。肺朝百脉而主治节，脏腑经络之血气皆通过经络上达于肺。而该患者肺癌术后，导致机体阳气耗伤明显，且手术耗气伤血，气血不足，致使精神状态极差，面色苍白，感冒增多，汗多，整个身体呈现极度虚弱的状态；

而阳气耗伤，阳虚明显，脾阳虚，不能温煦全身，运化水谷的功能减弱，所以怕冷、经常腹泻等；李东垣在《脾胃论》指出"内伤脾胃，百病由生"，以及"百病皆由脾胃衰而生"，强调脾胃为后天之本，脾胃衰弱会导致百病丛生。中医学讲"脾胃为气血生化之源""脾胃为后天之本"，故手术会伤及患者根本，需以治本为主。从阳虚质和气虚质开始调理，治宜补阳固肾、益气健脾；使用阳虚体质膏方和气虚体质膏方。体质调理需要长期坚持并使用体质膏方，才能有明显效果。

案例 43
湿热质兼血瘀质

（过敏性鼻炎，白发多）

姓名：彭某某　　性别：男　　年龄：69 岁　　初诊时间：2020 年 7 月 19 日

一、**主诉**：过敏性鼻炎数年。

二、**病史资料**：天气变化时易打喷嚏、流鼻涕、咳嗽；睡眠质量不佳，眠浅，易醒；易感冒；白发多；左侧眼眶部位可见黑色硬包块；舌暗红，舌边有齿痕，中有裂纹，苔白厚腻，脉弦滑。

三、**西医诊断**：过敏性鼻炎。

四、**体质辨识报告**

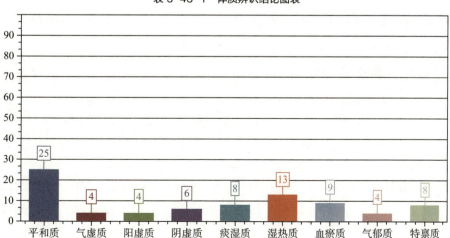

表 3-43-1　体质辨识结论图表

表 3-43-2　舌象结论

舌色	局部特征		苔色	苔质				舌形			
	边尖红	瘀点瘀斑		厚薄	腻	腐	苔剥	胖瘦	齿痕	点刺	裂纹
舌暗红	无	无	苔白	厚	有	无	无	适中	有	无	有

表 3-43-3　脉象结论

脉位	脉率（次/分）	脉节律	脉力	紧张度	流利度	脉名
右手关部 中	80	齐	中	弦	滑	脉弦滑

五、体质报告结论：湿热质兼血瘀质。

六、体质分析

湿热质：该患者天气变化时易打喷嚏、流鼻涕、咳嗽；舌质红，舌边有齿痕，舌中有裂纹，苔厚腻，脉弦滑。通过症状分析，考虑患者为湿热质。

血瘀质：该患者左侧眼眶部位可见黑色硬包块；舌质暗红，脉弦。通过症状分析，考虑患者为血瘀质。

七、调体方案

早空腹：湿热质膏方。

晚睡前：血瘀质膏方。

一次 1 袋（18 g），一日两次，3 个月为一周期。

{饮食禁忌}湿热体质的人宜少食辛辣燥烈、大热大补，易助长人体湿热的食物；宜戒烟酒，烟酒容易助湿生热，是导致人体湿热质的重要原因。而血瘀体质的人宜少食生冷、寒凉、酸涩的食物。

{个体化调养建议}起居有常；加强户外运动（中长跑、爬山、健身操等），精神调摄，多听轻音乐，保持心境平和乐观；以足太阴、足厥阴经穴为主的经络穴位调理。

八、复诊

该患者体质倾向于湿热质和血瘀质，通过近 4 年的体质调理，症状较前明显好转，最近一次复查体质以平和质为主，倾向于血瘀质和阴虚质，而与初诊相比湿热体质较前明显改善。

表 3-43-4　复查体质辨识结论图表

复诊时间：2024 年 6 月 13 日

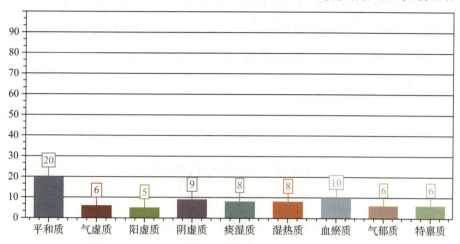

表 3-43-5　复查舌象结论

复诊时间：2024 年 6 月 13 日

舌色	局部特征		苔色	苔质				舌形			
	边尖红	瘀点瘀斑		厚薄	腻	腐	苔剥	胖瘦	齿痕	点刺	裂纹
舌淡红	无	无	苔黄白相兼	厚	有	无	无	适中	无	无	无

表 3-43-6　复查脉象结论

复诊时间：2024 年 6 月 13 日

	脉位	脉率（次/分）	脉节律	脉力	紧张度	流利度	脉名
右手关部	中	87	不齐	无力	无弦、紧特征	无滑、涩特征	脉促而虚

九、疗效反馈

调理至今：过敏明显好转，调理后再未发生过；感冒次数减少，基本不感冒；舌上横竖裂纹变少、变浅；雪白的头发现在变为灰黑色；左眼眶黑硬包块变软、变小；睡眠质量变好，现睡眠时间达 7~8 小时。

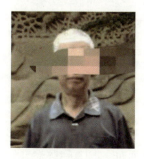
（过去）

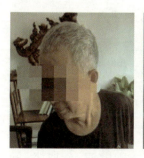
（现在）

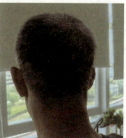

反馈视频二维码

图 3-43-1　头发对比

十、体会

该患者本身疾病、症状较少,但重视调养身体,符合中医《素问·四气调神大论》"不治已病治未病"的防病养生观念,以预防为主。通过长期坚持服用湿热质质膏方和血瘀膏方,身体目前状况得到改善,取得了满意效果。

案例 44
血瘀质兼阴虚质

(失眠,高血压,肢体麻木)

姓名:邱某某　　性别:女　　年龄:69 岁　　初诊时间:2023 年 9 月 21 日

一、**主诉**:失眠 1 年余。

二、**病史资料**:失眠,睡眠差,睡眠时间 4 小时,易醒,2 小时醒 1 次;平素血压控制不稳定,经常头晕,记忆力下降;口干、多汗;肢体麻木,右膝关节酸痛。胃纳可,二便正常。舌淡红,苔少,舌下静脉怒张,脉涩。

三、**西医诊断**:睡眠障碍,高血压,高脂血症,膝关节炎。

四、**体质辨识报告**

表 3-44-1　体质辨识结论图表

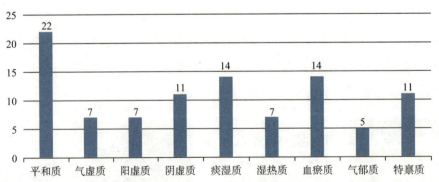

五、**体质报告结论**:血瘀质兼阴虚质。

六、**体质分析**

血瘀质:该患者肢体麻木、头晕、关节酸痛、高血压、高脂血症,舌下静脉怒张,脉涩。通过症状分析并结合诊断,考虑患者为血瘀质。

阴虚质：该患者失眠，睡眠差，睡眠时间4为小时，易醒；记忆力下降，口干，多汗。通过症状分析，考虑患者为阴虚质。

七、调体方案

早空腹：血瘀质膏方。

晚睡前：阴虚质膏方。

一次1袋（18 g），一日两次，3个月为一周期。

{饮食禁忌}血瘀体质的人宜少吃收涩、寒凉、冰冻之物以及高脂肪、高胆固醇、油腻食物，如乌梅、苦瓜、冷饮、冰冻食品、绿豆、蛋黄、猪头肉、花生米等。阴虚体质的人宜少吃温燥、辛辣、香浓的食物，如羊肉、辣椒、韭菜、葱、蒜、酒、咖啡、浓茶等。

{个体化调养建议}宜多在阳光充足的时候进行户外活动，遇事宜沉稳，努力克服浮躁情绪，注意保暖，避免长时间久坐、看电视等；尽量减少与人争执、动怒，不宜参加竞争胜负的活动，可在安静、优雅的环境中练习书法、绘画等，适当运动，可练习站桩功——抱头推山站桩功，保持心情愉快。

八、复诊

该患者倾向于血瘀质及阴虚质，经过一年多的体质调理，各种症状明显改善，近期复查血瘀体质较前改善，平和质数值提高，阴虚质数值持平。

表 3-44-2 复查体质辨识结论图表

复诊时间：2024 年 8 月 8 日

体质	数值
平和质	24
气虚质	7
阳虚质	7
阴虚质	11
痰湿质	10
湿热质	12
血瘀质	11
气郁质	6
特禀质	5

九、疗效反馈

精神状态好，精力充沛，不易累，睡眠明显改善（从2小时提升到5~6小时）。头晕、麻木症状好转，舌下脉络怒张减轻。

反馈视频二维码

十、体会

中医经典《黄帝内经》的《灵枢·大惑论》曰："卫气不得入于阴，常留于阳。留于阳则阳气满，阳气满则阳盛，不得入于阴则阴气虚，故目不瞑矣。"卫气不能入于阴分，就形成阴气虚，阴虚不能敛阳，故睡眠差。患者为老年女性，《灵枢·营卫生会》中曰："老者之气血衰，其肌肉枯，气道涩。"《素问·痹论篇》："病久入深，荣卫之行涩，经络时疏，故不通。"患者有高血压、高脂血症等慢性病，病程长，病久必瘀，导致血瘀，阻滞脉络，故头晕、肢体麻木、关节痛等，且结合患者体质症状诊断及体质辨识报告，患者血瘀质和阴虚质明显。

该患者在体质调理上需滋阴清热，活血化瘀，所以使用血瘀体质膏方和阴虚体质膏方能有效缓解患者症状。长期坚持体质调理，配合饮食、运动等调养，患者反馈症状较前明显好转，体质调理对自身疾病、症状效果很好，体现了体质调理的宗旨"长效第一"。

案例 45
血瘀质兼阴虚质

（失眠，夜尿多，"三高"，前列腺增生，下肢乏力）

姓名：石某　　性别：男　　年龄：69岁　　初诊时间：2023年9月21日

一、**主诉**：失眠、夜尿多半年余。

二、**病史资料**：睡眠差，多梦，易醒，醒后难以入睡，起夜次数多，基本一小时起夜一次，夜尿不及时排出即出现排尿困难；下肢乏力，下腹坠胀，活动后明显；午后疲倦；口干、口苦；舌淡红，苔黄白厚腻，舌中有裂纹，舌下脉络紫黯、增粗，脉结，按之无力。

三、**西医诊断**：睡眠障碍，高血压，高脂血症，高尿酸血症，肺部结节，前列腺增生，肾囊肿，三尖瓣反流，心房增大，颈动脉斑块，慢性支气管炎，脂肪瘤。

四、**体质辨识报告**

表 3-45-1　体质辨识结论图表

平和质	气虚质	阳虚质	阴虚质	痰湿质	湿热质	血瘀质	气郁质	特禀质
24	4	7	10	13	8	13	6	4

表 3-45-2　舌象结论

舌色	局部特征		苔色	苔质				舌形			
	边尖红	瘀点瘀斑		厚薄	腻	腐	苔剥	胖瘦	齿痕	点刺	裂纹
舌淡红	无	无	苔黄白相兼	厚	有	无	无	适中	无	无	有

表 3-45-3　脉象结论

	脉位	脉率（次/分）	脉节律	脉力	紧张度	流利度	脉名
右手关部	中	60	不齐	无力	无弦、紧特征	无滑、涩物征	脉结虚

五、体质报告结论：血瘀质兼痰湿质（根据患者主要症状及诊断，考虑调理血瘀质和阴虚质）。

六、体质分析

血瘀质：该患者有高血压、高脂血症、高尿酸血症、肺部结节、前列腺增生、肾囊肿、颈动脉斑块、脂肪瘤病史，舌下脉络紫黯、增粗，脉结，按之无力。通过诊断，考虑患者为血瘀质。

阴虚质：该患者睡眠差，多梦，易醒，醒后难以入睡，下肢乏力，下腹坠胀，活动后明显；午后疲倦；口干；脉按之无力。通过症状分析，考虑患者为阴虚质。

七、调体方案

早空腹：血瘀质膏方。

晚睡前：阴虚质膏方。

一次 1 袋（18 g），一日两次，3 个月为一周期。

{饮食禁忌}血瘀体质的人宜少食生冷、寒凉、酸涩等容易凝滞血脉的食物,如冷饮、冰冻食品、荸荠、冬瓜、绿豆、梨子、柿子、田螺、螺蛳等;阴虚体质的人宜少食油腻、辛辣、性味温热等易损伤人体阴液的食物,如油炸物、辣椒、花椒、韭菜、桂圆、荔枝、虾、羊肉等。

{个体化调养建议}起居有常,注意避暑、避寒;加强户外运动;保持心情愉悦。

八、复诊

该患者体质倾向于痰湿质和血瘀质,根据患者症状和诊断,考虑从血瘀质和阴虚质开始调理;通过近1年的体质调理,症状较前好转,最近一次复查体质,仍倾向于血瘀质和痰湿质,但痰湿质数值较前保持不变,血瘀质、阴虚质数值较前下降。

表 3-45-4 复查体质辨识结论图表

复诊时间:2024 年 7 月 12 日

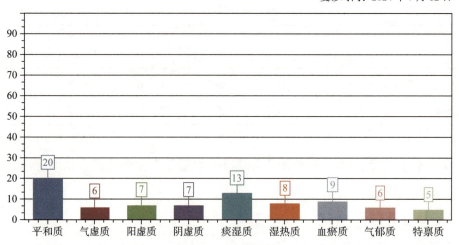

表 3-45-5 复查舌象结论

复诊时间:2024 年 7 月 12 日

舌色	局部特征		苔色	苔质			舌形			
	边尖红	瘀点瘀斑		厚薄	腻	腐	苔剥	胖瘦	齿痕	点刺	裂纹
舌淡紫	无	无	苔黄白相兼	厚	有	无	无	适中	无	无	有

表 3-45-6 复查脉象结论

复诊时间:2024 年 7 月 12 日

脉位	脉率(次/分)	脉节律	脉力	紧张度	流利度	脉名
右手关部	沉	84	齐	无力	无弦、紧特征	滑	脉沉滑

九、疗效反馈

坚持至今：精神状态较之前更好，口干、口苦较前明显改善；下肢无力较前明显好转，走路更有力量；现夜尿次数每晚 1~3 次，间隔 3~4 小时排尿一次；睡眠质量改善，起夜后能很快能入睡。

反馈视频二维码

十、体会

该患者体质虽以血瘀质和痰湿质为主，但根据当时症状及诊断考虑调理血瘀质改善患者基础病，调理阴虚质改善患者睡眠及夜尿多等症状，解决患者急需解决的问题，增强长期坚持调理的信心。

患者为老年男性，基础疾病多，年老体虚，病程长，久病必瘀，瘀血形成易阻遏气血运行，导致血行不畅，血脉瘀滞，日久可患囊肿、结节、增生甚至肿瘤；而阴虚则阴不制阳，阳亢于上，阴阳不相交，易扰动心神，心神失养，故睡眠差。《素问·逆调论》云"阳明者，胃脉也，胃者，六腑之海，其气亦下行，阳明逆，不得从其道，故不得卧也。《下经》曰：'胃不和则卧不安'。此之谓也。"阳明经气逆而上，不从其道，致胃气不能下行，迫使肺气受迫，宣降失常，而致喘息有音不得卧。《素问·水热穴论》则言："肾者，胃之关也，关门不利，故聚水而从其类也"，最终导致患者夜尿多。所以调理血瘀质和阴虚质需活血化瘀、滋阴清热、培补肝肾，而使用血瘀体质膏方和阴虚体质膏方能有效缓解患者症状，长期坚持体质调理，使患保持为带病生存的平和质的状态。

案例 46

痰湿质兼阴虚质

（失眠，头晕，易焦虑，口腔溃疡）

姓名：舒某某　　性别：女　　年龄：68 岁　　初诊时间：2023 年 4 月 15 日

一、主诉：失眠 1 年。

二、病史资料：睡眠差，入睡困难，多梦，睡眠时间 3~4 小时；精神状态不佳，疲劳乏力；焦虑；头晕，行走不稳，头重脚轻，如踩棉花，不敢出去旅游；易患口腔溃疡；冬季口唇易生疱疹，需口服中药治疗方能好转；免疫力低下，易感冒，感冒症状重,病程长;大便不成形,1天排便2~4次;舌淡紫,舌体胖大,边有齿痕,苔黄白厚腻,脉弦结,按之无力。

三、西医诊断:睡眠障碍,高血压病,高脂血症,肺部结结节,淋巴结节,颈椎病。

四、体质辨识报告

表3-46-1 体质辨识结论图表

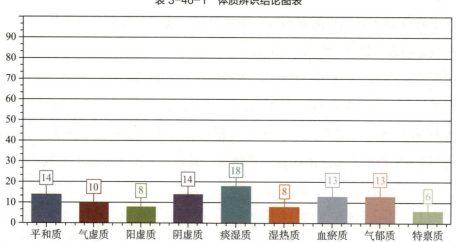

表3-46-2 舌象结论

舌色	局部特征		苔色	苔质				舌形			
	边尖红	瘀点瘀斑		厚薄	腻	腐	苔剥	胖瘦	齿痕	点刺	裂纹
舌淡紫	无	无	苔黄白相兼	厚	有	无	无	胖	有	无	无

表3-46-3 脉象结论

	脉位	脉率(次/分)	脉节律	脉力	紧张度	流利度	脉名
右手关部	中	78	不齐	无力	弦	无滑、涩特征	脉虚弦结

五、体质报告结论:痰湿质兼阴虚质。

六、体质分析

痰湿质:该患者头晕,行走不稳,头重脚轻,如踩棉花,不敢出去旅游;大便不成形,每天排便2~4次;舌体胖大,边有齿痕,苔白厚腻,脉虚弦。通过症状分析,考虑患者为痰湿质。

阴虚质:该患者睡眠差,入睡困难,多梦,睡眠时间3~4小时;焦虑;舌淡紫,脉虚弦结。通过症状分析,考虑患者为阴虚质。

七、调体方案

早空腹：痰湿质膏方。

晚睡前：阴虚质膏方。

一次1袋（18 g），一日两次，3个月为一周期。

{饮食禁忌}痰湿体质的人宜少食甜黏、油腻、肥甘厚味等容易助湿生痰的食物，如甜饮料、饴糖、李子、石榴、大枣、枇杷、肥肉等；阴虚体质的人宜少食油腻、辛辣、性味温热等易损伤人体阴液的食物，如油炸物、辣椒、花椒、韭菜、桂圆、荔枝、虾、羊肉等。

{个体化调养建议}起居有节，注意避暑、避寒祛湿；加强户外运动；保持心情愉悦舒畅、心境平和。

八、复诊

该患者体质倾向于痰湿质和阴虚质，通过近半年的体质调理，患者症状较前稍有好转，最近一次复查体质，该患者平和质数值较前升高，痰湿质、血瘀质、阴虚质数值较前降低。

表 3-46-4 复查体质辨识结论图表

复诊时间：2023 年 10 月 21 日

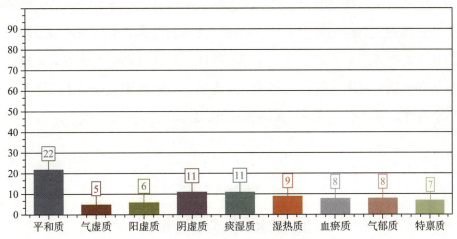

表 3-46-5 复查舌象结论

复诊时间：2023 年 10 月 21 日

舌色	局部特征		苔色	苔质				舌形			
	边尖红	瘀点瘀斑		厚薄	腻	腐	苔剥	胖瘦	齿痕	点刺	裂纹
舌淡紫	无	无	苔黄白相兼	厚	有	无	无	适中	无	无	有

表 3-46-6　复查脉象结论

复诊时间：2023 年 10 月 21 日

	脉位	脉率（次/分）	脉节律	脉力	紧张度	流利度	脉名
右手关部	中	75	不齐	无力	弦	无滑、涩特征	脉虚弦结

九、疗效反馈

调理 20 天：整体精神状态较前明显改善；目前大便基本正常，大便次数每天 1~2 次。

调理 2 个月：入睡困难情况较前改善；头晕、行走不稳较前好转。

调理 5 个月：口腔溃疡及口唇疱疹未再发生；睡眠质量提升，现在睡眠时间达 5~6 小时；目前走路较调理前轻松，可以出门旅游；精神状态更好，焦虑较前明显改善，现情绪平稳；免疫力提升，带状疱疹症状轻微。

反馈视频二维码

十、体会

该患者痰湿质和阴虚质明显，《丹溪心法·头眩》关于头晕的叙述中有："此证属痰多者多，无痰则不能作眩"，强调眩晕当以"治痰为先"，认为痰为导致眩晕病的重要原因。痰湿易上蒙清窍，故头晕、行走不稳、头重脚轻等；阴虚则虚火内生，阳不入阴，扰动心神，而心主血脉、主藏神，心神失养则易失眠等；所以该患者在调理上宜滋阴降火、养心安神、健脾利湿，故使用阴虚体质膏方和痰湿体质膏方能有效缓解患者症状。定期复诊体质，及时调整调体方案，根据患者目前症状和体质，可考虑配合气郁质、气虚质、血瘀质相对应的体质膏方，长期坚持体质调理，可使患者达到并保持平和质状态。

案例 47

血瘀质兼痰湿质

（脑梗后遗症，高血压）

姓名：宋某某　　性别：男　　年龄：79 岁　　初诊时间：2018 年 6 月 21 日

一、**主诉**：脑梗死 5 年。

二、**病史资料**：2013 年因血压过高发生脑梗，血压波动大，服用降压药情况下血压在（170~180）/80 mmHg；脑梗后遗留后遗症表现为：下肢无力、走路不稳；记忆力差（找不到家）；生活无法自理（无法自主做饭，吃面不记得放调味料，不会开门等，不认路、不识人、包括自己家里人都认不清，说话不清楚，与家人沟通困难）；嗜睡（只要静坐就会睡觉，眼睛睁不开，无精打采），夜间睡眠质量不佳，入睡困难；腹部肥胖；排便无规律、时有粘马桶（时干时稀，每3日或1周排便1次，必须使用开塞露辅助排便），曾有大便失禁情况。舌淡，苔薄白腻，舌体胖大，舌边有齿痕，舌下脉络紫黯、增粗，脉缓弦，按之无力。

三、西医诊断：脑梗后遗症，脑血栓，高血压，膀胱癌。

四、体质辨识报告

表 3-47-1　体质辨识结论图表

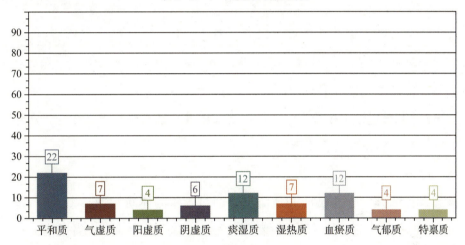

表 3-47-2　舌象结论

舌色	局部特征		苔色	苔质				舌形			
	边尖红	瘀点瘀斑		厚薄	腻	腐	苔剥	胖瘦	齿痕	点刺	裂纹
舌淡	无	无	苔白	薄	有	无	无	胖	有	无	无

表 3-47-3　脉象结论

	脉位	脉率（次/分）	脉节律	脉力	紧张度	流利度	脉名
右手关部	中	65	齐	无力	弦	无滑、涩特征	脉虚缓弦

五、体质报告结论：血瘀质兼痰湿质。

六、体质分析

血瘀质：该患者2013年因高血压发生脑梗，既往有脑血栓、脑梗后遗症、膀胱癌病史，舌下脉络紫黯、增粗，脉缓弦，按之无力。通过症状分析并结合诊断，考虑患者为血瘀质。

痰湿质：该患者嗜睡，夜间睡眠质量不佳；腹部肥胖；排便无规律、时有粘马桶，苔薄白腻，舌体胖大，舌边有齿痕，脉按之无力。通过症状分析，考虑患者为痰湿质。

七、调体方案

早空腹：痰湿质膏方。

晚睡前：血瘀质膏方。

一次1袋（18 g），一日两次，3个月为一周期。

{饮食禁忌}血瘀体质的人宜少食生冷、寒凉、酸涩等容易凝滞血脉的食物，如冷饮、冰冻食品、荸荠、冬瓜、绿豆、梨子、柿子、田螺、螺蛳等；痰湿体质的人宜少食甜黏、油腻、肥甘厚味等容易助湿生痰的食物，如甜饮料、饴糖、李子、石榴、大枣、枇杷、肥肉等。

{个体化调养建议}起居有常，注意避寒祛湿；家人陪护下，可适量户外运动；保持心境平和；配合穴位灸法调理。

八、复诊

该患者体质倾向于血瘀质和痰湿质，通过5年的体质调理，患者症状较前好转，血压得到有效控制，生活基本可自理。最近一次复查体质，患者基本为平和质，倾向于痰湿质和血瘀质，血瘀质和痰湿质数值较初有所下降。

表 3-47-4 复查体质辨识结论图表

复诊时间：2023 年 10 月 19 日

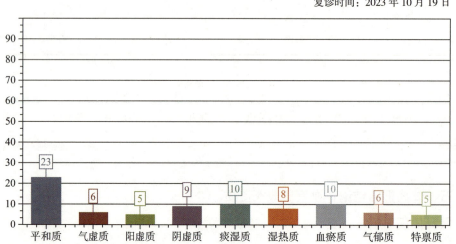

表 3-47-5　复查舌象结论

复诊时间：2023 年 10 月 19 日

舌色	局部特征		苔色	苔质				舌形			
	边尖红	瘀点瘀斑		厚薄	腻	腐	苔剥	胖瘦	齿痕	点刺	裂纹
舌暗红	无	无	苔白	厚	有	无	无	适中	有	无	无

表 3-47-6　复查脉象结论

复诊时间：2023 年 10 月 19 日

脉位	脉率（次/分）	脉节律	脉力	紧张度	流利度	脉名
右手关部	中	65	不齐	无力	弦	无滑、涩特征	脉虚而代弦

九、疗效反馈

调理 1 个周期：便秘情况明显缓解，排便规律顺畅，每 2 日定时排便 1 次。

调理 2 个周期：嗜睡情况明显改善，现精神状态好；下肢乏力较前好转，走路有劲，且可以自由行走了，记忆力有所恢复。

调理 1 年：生活基本可以自理，如做饭，下面条也能自己放调味料；行走有力，走路稳当，可自行出门，并能自己回家；会开门、能识人，说话清晰，能与人沟通了；面部斑点明显淡化；睡眠质量提升，易入睡，中午能午睡。腹围较前缩小；目前血压稳定，口服 1 粒降压药的情况下血压控制在（130~140）/（70~80）mmHg。

反馈视频二维码

十、体会

高血压引起的脑梗死，在中医理论中被归为"中风"范畴，《素问·生气通天论》："阳气者，大怒则形气绝，而血菀于上，使人薄厥。有伤于筋，纵，其若不容。汗出偏沮，使人偏枯。"张锡纯对其解释为"知其为肝风内动，以致脑充血也。其曰薄厥者，言其脑中所菀之血，激薄其脑部以至于昏厥也"，人体阳气因大怒而气血皆逆，导致形气俱绝，肝失所藏，四逆妄行，郁积于上巅元神，致人薄厥。其形成多因脏腑功能失调、气血逆乱、阴阳失调，加之风、火、痰、瘀等病理因素作用，导致脑脉痹阻或血溢脑脉之外。而该患者是一位典型的因高血压导致脑梗死且遗留后遗症的病人，究其病因病机，故调理体质上需活血化瘀、化痰祛湿，所以使用血瘀体质膏方和痰湿体质膏方能逐步缓解患者症状。此类患者体质调理见效较慢，故需长期坚持体质调理，服用体质膏方，而该患者反馈调理 1 年后脑梗后遗症症状得到明显改善，充分体现了体质调理"长效第一"的宗旨。

案例 48
阳虚质兼血瘀质

（怕冷，食欲欠佳，结肠息肉术后，失眠，颈动脉斑块）

姓名：苏某某　　性别：女　　年龄：63岁　　初诊时间：2022年6月8日

一、**主诉**：怕冷半年。

二、**病史资料**：畏寒怕冷，疲劳乏力，怕热；面部氧化斑；食欲欠佳，消化不良；烦躁易怒，心情抑郁；大便不成形，伴有不消化物，粘马桶。舌淡紫，苔黄白厚腻，脉弦。

三、**西医诊断**：怕冷待诊，颈动脉斑块，慢性胃炎，慢性非萎缩性胃窦炎，胃底息肉，白内障，咽喉息肉手术20余年，结肠息肉手术（2017年）。

四、**体质辨识报告**

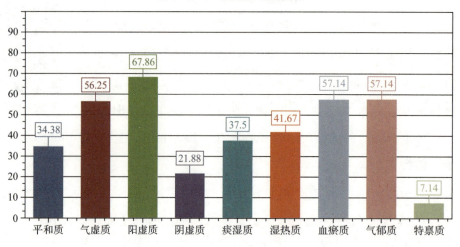

表 3-48-1　体质辨识结论图表

表 3-48-2　舌象结论

舌色	局部特征		苔色	苔质				舌形			
	边尖红	瘀点瘀斑		厚薄	腻	腐	苔剥	胖瘦	齿痕	点刺	裂纹
舌淡紫	无	无	苔黄白相兼	厚	有	无	无	适中	无	无	无

表 3-48-3　脉象结论

	脉位	脉率（次/分）	脉节律	脉力	紧张度	流利度	脉名
右手关部	中	72	齐	有力	弦	无滑、涩特征	脉弦

五、**体质报告结论**：阳虚质兼血瘀质。

六、体质分析

阳虚质：该患者疲劳乏力，畏寒怕冷，大便不成形，舌淡紫。通过症状分析，考虑患者为阳虚质。

血瘀质：该患者有面部氧化斑，有颈动脉斑块、胃底息肉、白内障、咽喉息肉手术20余年、结肠息肉手术病史，舌淡紫，脉弦。通过者症状分析并结合诊断，考虑患者为血瘀质。

七、调体方案

早空腹：阳虚质膏方。

晚睡前：血瘀质膏方。

一次1袋（18 g），一日两次，3个月为一周期。

{饮食禁忌}阳虚体质的人宜少食性味寒凉等易损伤人体阳气的食物，以避免增加体内的寒气；而血瘀体质的人宜少食生冷、寒凉、酸涩等容易凝滞血脉的食物，如冷饮、冰冻食品、荸荠、冬瓜、绿豆、梨子、柿子、田螺、螺蛳等。

{个体化调养建议}起居有常，注意避寒保暖；保持平和且放松愉悦的心态；加强户外运动。

八、复诊

该患者体质倾向于阳虚质和血瘀质，患者体质调理时间尚短，但效果明显，通过近1年的体质调理，患者症状较前好转，最近一次复查体质可以看出平和质数值明显升高，而阳虚、气虚、血瘀等数值明显下降。该患者整体体质在向更好的平和质方向转变。

表 3-48-4　复查体质辨识结论图表

复诊时间：2023年12月18日

体质	数值
平和质	62.5
气虚质	37.5
阳虚质	46.43
阴虚质	28.13
痰湿质	34.38
湿热质	16.67
血瘀质	39.29
气郁质	32.14
特禀质	10.71

表 3-48-5　复查舌象结论

复诊时间：2023 年 12 月 18 日

舌色	局部特征		苔色	苔质				舌形			
	边尖红	瘀点瘀斑		厚薄	腻	腐	苔剥	胖瘦	齿痕	点刺	裂纹
舌淡红	无	无	苔黄白相兼	厚	有	无	无	适中	无	无	有

表 3-48-6　复查脉象结论

复诊时间：2023 年 12 月 18 日

	脉位	脉率（次/分）	脉节律	脉力	紧张度	流利度	脉名
右手关部	中	70	齐	中	弦	无滑、涩特征	脉缓弦

九、疗效反馈

调理 1 年：食欲增强，精神状态良好，情绪好转。

调理至今：肠息肉未复发；大便改善；怕冷情况好转；面部斑块消失。

反馈视频二维码

十、体会

该患者久病伤阳，致使心、脾、肾阳不足，《素问·阴阳应象大论》："阴阳者，天地之道也……阳生阴长，阳杀阴藏……寒极生热，热极生寒；寒气生浊，热气生清……""阳消阴长"，阴寒之气偏盛则生里寒，寒主收引、主凝滞，阻遏气机运行，气不行血，血脉不通，则生血瘀，血瘀日久则易生斑、生结节、息肉等包块。该患者长期阳虚质，必会导致血瘀体质出现，正如《灵枢·邪气脏腑病形》："寒独留则血凝泣，凝则脉不通"阐释了寒气滞留导致血瘀、血脉不通的病机；加之平素急躁易怒的气郁体质更易助生血瘀体质形成，故调理体质以阳虚体质以及血瘀体质为主，兼顾气郁体质调理，长期口服阳虚体质膏方和阴虚体质膏方，配合精神运动情绪调养，能有效改善患者怕冷、面部氧化斑、结节息肉、大便不成形等症状，能使患者保持良好的健康状况。

案例 49
气虚质兼血瘀质

（疲劳乏力，易感冒，关节疼痛，喜叹息，怕热）

姓名：王某某　　性别：女　　年龄：73岁　　初诊时间：2020年7月10日

一、**主诉**：疲劳乏力、易感冒、关节痛数年。

二、**病史资料**：严重疲劳乏力，喜叹息，坐在沙发上都要出大气；免疫力低下，感冒频繁，甚至洗个头都会感冒；易烦躁；手脚心发热，怕热，冬季睡觉时要把脚放在被子外面；关节疼痛严重，表现为下蹲困难；舌淡紫，苔黄白厚腻，舌边有齿痕，舌下脉络紫黯、增粗，脉弦结，按之无力。

三、**西医诊断**：下肢静脉曲张，椎动脉型颈椎病，骨质疏松，心律不齐。

四、**体质辨识报告**

表 3-49-1　体质辨识结论图表

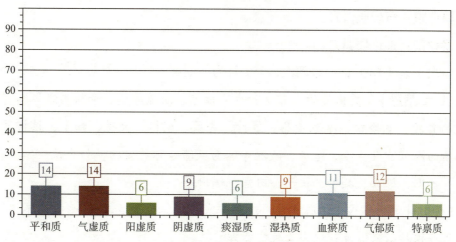

表 3-49-2　舌象结论

舌色	局部特征		苔色	苔质				舌形			
	边尖红	瘀点瘀斑		厚薄	腻	腐	苔剥	胖瘦	齿痕	点刺	裂纹
舌淡紫	无	无	苔黄白相兼	厚	有	无	无	适中	有	无	无

表 3-49-3　脉象结论

脉位	脉率（次/分）	脉节律	脉力	紧张度	流利度	脉名
右手关部 中	55	不齐	无力	弦	无滑、涩特征	脉虚弦结

五、体质报告结论：气虚质兼气郁质（根据患者症状、诊断考虑调理气虚质和血瘀质）。

六、体质分析

气虚质：该患者严重疲劳乏力，喜叹息，坐在沙发上都要出大气；免疫力低下，感冒频繁，甚至洗头都会感冒；脉按之无力。通过症状分析，考虑患者为气虚质。

血瘀质：该患者关节疼痛严重，表现为下蹲困难；既往有下肢静脉曲张、椎动脉型颈椎病、骨质疏松等病史；舌淡紫，舌下脉络紫黯、增粗，脉弦结，按之无力。通过症状分析及诊断，考虑患者为血瘀质。

七、调体方案

早空腹：气虚质膏方。

晚睡前：血瘀质膏方。

一次 1 袋（18 g），一日两次，3 个月为一周期。

{**饮食禁忌**} 气虚体质的人宜少食生冷性凉、油腻厚味、辛辣刺激等容易耗气破气的食物，如冷饮、冰冻食品、薄荷、香菜、胡椒、大蒜、柚子、槟榔等；血瘀体质的人宜少食生冷、寒凉、酸涩等容易凝滞血脉的食物，如冷饮、冰冻食品、荸荠、冬瓜、绿豆、梨子、柿子、田螺、螺蛳等。

{**个体化调养建议**} 起居有常，注意避寒保暖；适度运动，"形劳而不倦"，太极站桩；保持心情愉悦；配合穴位艾灸理疗。

八、复诊

该患者体质倾向于气虚质和气郁质，根据患者症状及诊断，考虑优先调理气虚质及血瘀质。通过 4 年的体质调理，症状较前均有好转，患者最近一次复查体质倾向于气虚质和血瘀质，气虚质数值较前有所降低，平和质数值较前升高。

表 3-49-4　复查体质辨识结论图表

复诊时间：2024 年 9 月 6 日

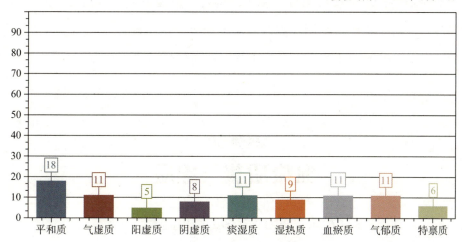

表 3-49-5　复查舌象结论

复诊时间：2024 年 9 月 6 日

舌色	局部特征		苔色	苔质				舌形			
	边尖红	瘀点瘀斑		厚薄	腻	腐	苔剥	胖瘦	齿痕	点刺	裂纹
舌淡红	无	无	苔黄白相兼	厚	有	无	无	适中	无	无	无

表 3-49-6　复查脉象结论

复诊时间：2024 年 9 月 6 日

	脉位	脉率（次/分）	脉节律	脉力	紧张度	流利度	脉名
右手关部	中	72	不齐	无力	弦	无滑、涩特征	脉虚弦结

九、疗效反馈

坚持调理：精神状态明显改善；疲乏及叹息减少，感冒较前明显好转，近 3 年基本未再感冒；怕热较前好转；关节疼痛较前缓解，现下蹲等动作很顺畅；烦躁情况改善，整个人容颜明显改善，面色红润。

反馈视频二维码

十、体会

该患者年老体虚，脏腑功能减退，正如《素问·刺法论》所谓"正气不足，邪不可干"，患者气虚明显，肺主气，肺气不足，肌表不固，故易受外邪侵袭，所以平素易感冒，且疲劳乏力、出大气等；《本草纲目》卷五十二中明确指出："故曰气者血之帅也。气升则升，气降则降；气热则行，气寒则凝。"故中医认为"气为血之帅,血为气之母",气虚则行血无力,血行不畅,血脉不通、凝滞,日久形成瘀血,不通则痛,故表现为关节疼痛等,且日久形成下肢静脉血栓,所以调理上需健脾益气、活血化瘀,使用气虚体质膏方和血瘀体质膏方。长期坚持体质调理,患者基础病得以缓解,还能提高自身正气,从而提高自身免疫力。

案例 50

血瘀质兼气虚质

(失眠,乏力,汗多,脑出血术后)

姓名:王某某　　性别:女　　年龄:76 岁　　初诊时间:2023 年 12 月 12 日

一、**主诉**:失眠、乏力 1 年余。

二、**病史资料**:睡眠差,入睡困难,眠浅,易醒,多梦,说梦话,有时会惊醒;疲劳乏力,气短;面色偏黄;汗多,动则汗出;大便不成形,粘马桶;舌淡红,舌体胖大,中有裂纹,苔黄厚腻,脉弦代,按之无力。

三、**西医诊断**:睡眠障碍,高血压,白内障,脑出血术后。

四、**体质辨识报告**

表 3-50-1　体质辨识结论图表

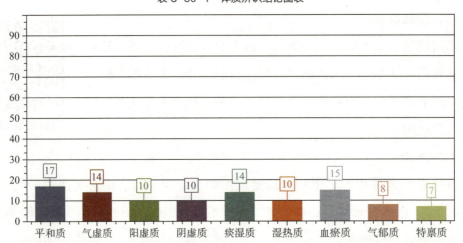

表 3-50-2 舌象结论

舌色	局部特征		苔色	苔质				舌形			
	边尖红	瘀点瘀斑		厚薄	腻	腐	苔剥	胖瘦	齿痕	点刺	裂纹
舌淡红	无	无	苔黄	厚	有	无	无	胖	无	无	有

表 3-50-3 脉象结论

	脉位	脉率（次/分）	脉节律	脉力	紧张度	流利度	脉名
右手关部	中	67	不齐	无力	弦	无滑、涩特征	脉虚而代弦

五、体质报告结论：血瘀质兼气虚质。

六、体质分析

血瘀质：该患者高血压、脑出血术后；脉弦代，按之无力。通过诊断，考虑患者为血瘀质。

气虚质：该患者疲劳乏力，气短；多梦，说梦话，有时会惊醒；面色偏黄；汗多，动则汗出；大便不成形；脉按之无力。通过症状分析，考虑患者为气虚质。

七、调体方案

早空腹：气虚质膏方。

晚睡前：血瘀质膏方。

一次1袋（18 g），一日两次，3个月为一周期。

{饮食禁忌}血瘀体质的人宜少食生冷、寒凉、酸涩等容易凝滞血脉的食物，如冷饮、冰冻食品、荸荠、冬瓜、绿豆、梨子、柿子、田螺、螺蛳等；气虚体质的人宜少食生冷性凉、油腻厚味、辛辣刺激等容易耗气破气的食物，如冰冻食品、薄荷、香菜、胡椒、大蒜、柚子、槟榔等。

{个体化调养建议}起居有常，注意避寒保暖；适度运动，"形劳而不倦"，可练太极站桩功；保持心情愉悦，参加社区集体活动，配合穴位灸法调理。

八、复诊

该患者体质倾向于血瘀质和气虚质，通过半年的体质调理，患者症状较前改善，该患者半年复查一次，最近一次复查体质未发生改变，但血瘀质、气虚质、痰湿质数值均较前有所下降。

表 3-50-4 复查体质辨识结论图表

复诊时间：2024 年 6 月 5 日

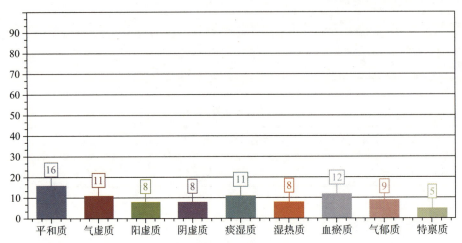

平和质	气虚质	阳虚质	阴虚质	痰湿质	湿热质	血瘀质	气郁质	特禀质
16	11	8	8	11	8	12	9	5

表 3-50-5 复查舌象结论

复诊时间：2024 年 6 月 5 日

舌色	局部特征		苔色	苔质				舌形			
	边尖红	瘀点瘀斑		厚薄	腻	腐	苔剥	胖瘦	齿痕	点刺	裂纹
舌淡红	无	无	苔黄	厚	有	无	无	胖	无	无	无

表 3-50-6 复查脉象结论

复诊时间：2024 年 6 月 5 日

	脉位	脉率（次/分）	脉节律	脉力	紧张度	流利度	脉名
右手关部	中	100	不齐	无力	弦	无滑、涩特征	脉虚而代弦

九、疗效反馈

坚持调理：精神状态稍有提升；睡眠质量明显改善、多梦情况好转，面色较前改善，面色稍红润；汗多减少，动则汗出情况好转；大便不成形、粘马桶好转，目前大便基本正常。

十、体会

该患者为老年女性，年老体虚，"脾胃为气血生化之源"，脾气亏虚，气血生化乏源，且脾主运化功能减弱，运化水谷精微减少，不能上荣于肺，故气短、汗多、动则汗出；《素问·太阴阳明论》曰："脾病不能为胃行其津液，四肢不得禀水谷气，气日以衰，脉道不利，筋骨肌肉，皆无气以生，故不用焉"，故疲劳乏力；脾主肌肉，脾虚气血不能上荣，故面色偏黄；气虚则气不摄津，加之脾气亏虚，故大便不成形；而血瘀主要为患者高血压、脑出血术后，日久血脉不通，

反馈视频二维码

血行不畅,致使血脉瘀滞而形成。

调理血瘀体质和气虚体质需活血化瘀、益气健脾,使用血瘀体质膏方和气虚体质膏方能有效缓解患者症状,长期坚持体质调理、服用体质膏方能起到改善慢性病的作用。

案例 51
血 瘀 质

(高血压,双肺结节,胸腔积液,肝多发囊肿)

姓名:王某某　　性别:女　　年龄:53 岁　　初诊时间:2023 年 9 月 2 日

一、**主诉**:血压控制不佳半年余,体检发现肺结节 1 周。

二、**病史资料**:平素血压控制不佳,血压波动大,最高血压可达(160~170)/110 mmHg;体检显示胸腔少量积液、双肺结节;舌淡红,舌体胖大,中有裂纹,苔黄厚腻,脉弦促,按之无力。

三、**西医诊断**:高血压,双肺结节,胸腔积液,肝多发囊肿。

目前用药:硝苯地平缓释片(进口药,1 天 1 次,每次 1 粒)。

四、**体质辨识报告**

表 3-51-1　体质辨识结论图表

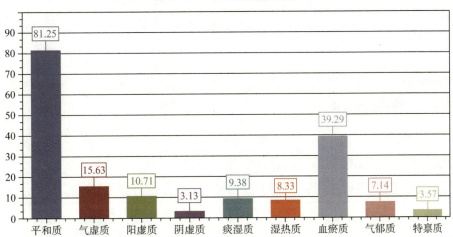

表 3-51-2 舌象结论

舌色	局部特征		苔色	苔质				舌形			
	边尖红	瘀点瘀斑		厚薄	腻	腐	苔剥	胖瘦	齿痕	点刺	裂纹
舌淡红	无	无	苔黄	厚	有	无	无	胖	无	无	有

表 3-51-3 脉象结论

	脉位	脉率（次/分）	脉节律	脉力	紧张度	流利度	脉名
右手关部	中	85	不齐	无力	弦	无滑、涩特征	脉虚弦促

五、体质报告结论：血瘀质。

六、体质分析

血瘀质：该患者平素血压控制不佳，血压波动大，最高血压达（160~170）/110 mmHg；体检显示胸腔少量积液、双肺结节；脉虚弦。通过症状分析并结合诊断，考虑患者为血瘀质。

七、调体方案

早空腹：血瘀质膏方。

晚睡前：血瘀质膏方。

一次 1 袋（18 g），一日两次，3 个月为一周期。

{饮食禁忌} 血瘀体质的人宜少食生冷、寒凉、酸涩等容易凝滞血脉的食物，如冷饮、冰冻食品、荸荠、冬瓜、绿豆、梨子、柿子、田螺、螺蛳等。

{个体化调养建议} 起居有节，注意避寒保暖；加强户外运动；保持心情愉悦；配合穴位灸法理疗。

八、复诊

患者未定期复诊，但一直坚持服用体质膏方。

九、疗效反馈

调理 1 年：左肺结节消失，右肺结节减小。

慢病调理后：降压药停服，目前血压控制在（115~135）/（70~80）mmHg。

经过体质调理后患者体检结果变化情况如下：左肺结节消失。

CT胸部平扫

CT检查

发布时间：2023-03-15 10:34:44

检查描述：

检查结果：
1、双肺散在慢性感染灶；左肺下叶炎变，建议治疗后复查。2、左肺斜裂微小结节，考虑良性结节。3、左侧胸腔少量积液。双侧胸膜增厚。4、肝多发小囊肿可能。‖阳

胸部高分辨/薄层

CT检查

发布时间：2024-04-28 15:07:26

检查描述：

检查结果：
1、双肺少许慢性感染灶。2、右肺上叶后段及下叶前基底段微小结节，考虑良性结节；原（2023-03-15）左肺斜裂旁结节未见显示。3、扫及肝多发小囊肿可能。‖阳

反馈视频二维码

图 3-51-1　CT 对比

十、体会

该患者明显属血瘀质。患者为中年女性，平素易情志不畅，日久气滞血瘀，气机郁滞，血行不畅，血脉不通，不通则痛或久病入络，《寿世保元》："盖气者，血之帅也，气行则血行，气止则血止，气温则血滑，气寒则血凝，气有一息之不运，则血有一息之不行。"长期气滞血瘀，易形成结节、包块、肿瘤等，所以患者体检发现肺部结节且平素高血压均由血瘀日久导致，故调理上需活血化瘀通络，早晚均使用血瘀体质膏方能有效改善患者血压控制不佳、肺结节，长期坚持服用，配合"一人一方"的慢病膏方。通过患者反馈现血压基本正常，且已停服降压药，而体检左肺结节消失，说明患者长期服用血瘀体质膏方取得了很好的效果，可见体质调理需要长期坚持。

案例 52
痰湿质兼气虚质

(失眠，头昏，疲劳乏力，老年斑，滑膜炎)

姓名：王某某　　性别：女　　年龄：73岁　　初诊时间：2023年6月15日

一、**主诉**：失眠1年，疲劳乏力2个月。

二、**病史资料**：睡眠质量差，入睡困难，睡眠时间2~3小时，好的时候可达4~5小时，早醒，多梦；经常感冒，感冒时头晕、食欲下降、呕吐、走路不稳；行走时易心累气紧；疲劳乏力，四肢乏力；手、面部有氧化斑，肤色暗沉；膝关节滑膜炎，表现为走路困难，屈伸不利；双脚肿胀；大便不成形，次数多，排不尽感；舌淡红，苔黄白厚腻，脉弦结，按之无力。

三、**西医诊断**：睡眠障碍，高血压病，脂肪肝，骨质增生，脑血栓，脑供血不足，胆结石，滑膜炎，子宫切除术后。

四、**体质辨识报告**

表 3-52-1　体质辨识结论图表

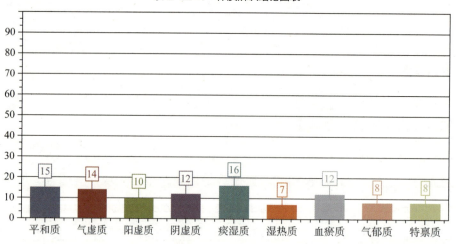

表 3-52-2　舌象结论

舌色	局部特征		苔色	苔质				舌形			
	边尖红	瘀点瘀斑		厚薄	腻	腐	苔剥	胖瘦	齿痕	点刺	裂纹
舌淡红	无	无	苔黄白相兼	厚	有	无	无	适中	无	无	无

表 3-52-3 脉象结论

	脉位	脉率（次/分）	脉节律	脉力	紧张度	流利度	脉名
右手关部	中	44	不齐	无力	弦	无滑、涩特征	脉虚弦结

五、体质报告结论：痰湿质兼气虚质。

六、体质分析

痰湿质：该患者睡眠质量差；行走时易心累气紧；膝关节滑膜炎，表现为走路困难，屈伸不利；双脚肿胀；大便不成形，次数多，排不尽感；苔黄白厚腻，脉按之无力。通过症状分析，考虑患者为痰湿质。

气虚质：该患者经常感冒，感冒时头晕、食欲下降、呕吐、走路不稳；疲劳乏力，四肢乏力；脉按之无力。通过症状分析，考虑患者为气虚质。

七、调体方案

早空腹：气虚质膏方。

晚睡前：痰湿质膏方。

一次 1 袋（18 g），一日两次，3 个月为一周期。

{饮食禁忌}气虚体质的人宜少食生冷性凉、油腻厚味、辛辣刺激等容易耗气破气的食物，如冷饮、冰冻食品、薄荷、香菜、胡椒、大蒜、柚子、槟榔等；痰湿体质的人宜少食甜黏、油腻、肥甘厚味等容易助湿生痰的食物，如甜饮料、饴糖、李子、石榴、大枣、枇杷、肥肉等。

{个体化调养建议}起居有节，注意避寒祛湿；适度运动，"形劳而不倦"，可练太极站桩功；保持心情舒畅。

八、复诊

该患者体质倾向于痰湿质和气虚质，通过近 1 年的体质调理，症状较前好转，最近一次复查体质该患者平和质数值较前上升，痰湿质、阴虚质、气虚质等偏颇体质数值较前下降。

表 3-52-4　复查体质辨识结论图表

复诊时间：2024 年 4 月 29 日

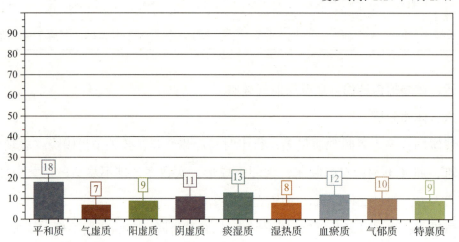

表 3-52-5　复查舌象结论

复诊时间：2024 年 4 月 29 日

舌色	局部特征		苔色	苔质				舌形			
	边尖红	瘀点瘀斑		厚薄	腻	腐	苔剥	胖瘦	齿痕	点刺	裂纹
舌淡红	无	无	苔白	厚	有	无	无	适中	无	无	无

表 3-52-6　复查脉象结论

复诊时间：2024 年 4 月 29 日

	脉位	脉率（次/分）	脉节律	脉力	紧张度	流利度	脉名
右手关部	中	78	齐	中	弦	无滑、涩特征	脉弦

九、疗效反馈

坚持调理： 自觉精神状态、四肢乏力改善；心累气紧较前好转；感冒次数明显减少，感冒也没有再出现呕吐情况，头晕好转；睡眠改善，入睡困难基本消失，梦少，睡眠时间基本保持 4~5 小时；手部和面部斑块颜色稍浅的已消失，颜色稍深的变浅；口唇颜色由微紫变红，舌象改善；双脚肿胀明显改善，现走路较前更轻松；大便基本正常，较前明显改善。

经过调理后患者手部和面部斑变化情况如下：

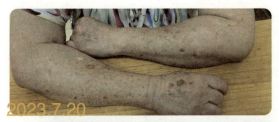
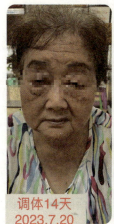
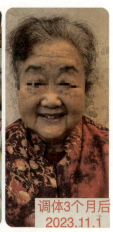

图 3-52-1　皮肤斑点对比

经调理后舌象变化如下：

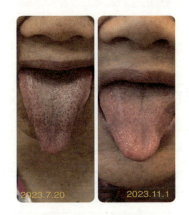

图 3-52-2　舌象对比

反馈视频二维码

十、体会

"脾胃为后天之本"，"脾胃为气血生化之源"，脾虚则气虚化生乏源，故气虚明显则易感冒、疲劳乏力等；脾主运化，脾虚则运化水湿能力降低，水湿内停，日久则聚湿成痰，故痰湿凝聚则困厄心神，心神失养，故失眠；元代医家朱丹溪提出"百病皆有痰作祟"，痰湿停于膝关节，可致关节屈伸不利、走路困难，停于双足则可见肿胀等。该患者整体呈现脾虚的状态，所以调理上需益气健脾、化痰利湿，而患者使用痰湿体质膏方和气虚体质膏方能有效缓解患者症状，长期坚持一定会取得满意的效果。

案例 53
气郁质兼阴虚质

（失眠，烦躁易怒，慢性咽炎，慢性胃炎）

姓名：王某某　　性别：女　　年龄：67 岁　　初诊时间：2020 年 7 月 17 日

一、**主诉**：失眠、烦躁易怒半年余。

二、**病史资料**：睡眠差，睡眠质量不佳，多梦；说话多时咽部不适，自觉咽部发炎；食欲差，消化不良，腹胀，胃部烧灼感；脚心发热；情绪抑郁，烦躁易怒；舌淡红，舌体胖大，苔薄白，苔花剥，脉弦结。

三、**西医诊断**：睡眠障碍，慢性呼吸道疾病，慢性咽炎，慢性胃炎，慢性胆囊炎，骨质疏松，坐骨神经痛，腰肌劳损，肩周炎，阑尾炎术后 10 余年。

四、**体质辨识报告**

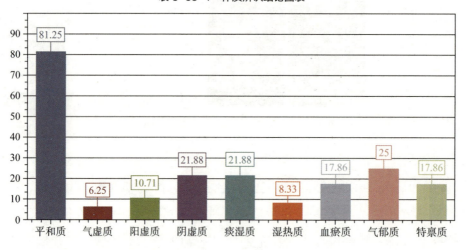

表 3-53-1　体质辨识结论图表

表 3-53-2　舌象结论

舌色	局部特征		苔色	苔质				舌形			
	边尖红	瘀点瘀斑		厚薄	腻	腐	苔剥	胖瘦	齿痕	点刺	裂纹
舌淡红	无	无	苔白	薄	无	有	有	胖	无	无	无

表 3-53-3　脉象结论

	脉位	脉率（次/分）	脉节律	脉力	紧张度	流利度	脉名
右手关部	中	57	不齐	无力	弦	无滑、涩特征	脉结弦

五、体质报告结论：气郁质兼阴虚质。

六、体质分析

气郁质：该患者说话多时咽部不适，自觉咽部发炎；情绪抑郁，烦躁易怒；苔花剥，脉结弦。通过症状分析，考虑患者为气郁质。

阴虚质：该患者睡眠差，睡眠质量不佳，多梦；脚心发热；苔花剥。通过症状分析，考虑患者为阴虚质。

七、调体方案

早空腹：气郁质膏方。

晚睡前：阴虚质膏方。

一次1袋（18 g），一日两次，3个月为一周期。

{饮食禁忌}气郁体质的人宜少食具有收敛酸涩之性等容易加重气郁表现的食物，如石榴、杨桃、柠檬、乌梅、酸枣等；阴虚体质的人宜少食油腻、辛辣、性味温热等易损伤人体阴液的食物，如油炸物、辣椒、花椒、韭菜、桂圆、荔枝、虾、羊肉等。

{个体化调养建议}起居有常，注意避暑；保持心境平和、心情愉悦，参加社区集体活动，多听轻快舒缓的音乐等；适量户外运动；配合穴位按摩。

八、复诊

该患者体质基本为平和质，但倾向于气郁质和阴虚质，定期多次复诊，患者2023年前体质平稳，变化不大；2023年以后患者体质则以气虚质和痰湿质为主，倾向于血瘀质，但患者未定期复诊。通过近4年的体质调理，患者症状较前好转，最近一次患者复查体质基本为平和质，倾向于阴虚质，阴虚质数值较前明显降低，且各偏颇体质数值均较低且都较为平稳，整体体质在向好的方向转变。

表 3-53-4　复查体质辨识结论图表

复诊时间：2024 年 7 月 3 日

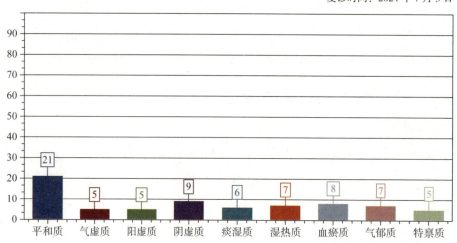

表 3-53-5　复查舌象结论

复诊时间：2024 年 7 月 3 日

舌色	局部特征		苔色	苔质				舌形			
	边尖红	瘀点瘀斑		厚薄	腻	腐	苔剥	胖瘦	齿痕	点刺	裂纹
舌淡紫	无	无	苔黄白相兼	厚	有	无	无	胖	无	无	有

表 3-53-6　复查脉象结论

复诊时间：2024 年 7 月 3 日

	脉位	脉率（次/分）	脉节律	脉力	紧张度	流利度	脉名
右手关部	中	94	不齐	无力	无弦、紧特征	无滑、涩特征	脉促

九、疗效反馈

坚持调理：睡眠质量改善，夜间不做梦了，睡眠时间 6 小时；咽喉问题改善，唱歌都能"吼"上去了；胃部灼热感消失，胃肠功能提升；情绪较前改善，胁肋胀满、烦躁次数减少；神经痛发作频率减少；脚心发热情况有明显改善。

反馈视频二维码

十、体会

《灵枢·本神篇》说："肝藏血，血舍魂，肝气虚则恐，实则怒"。且在《临证指南医案》指出："恼怒肝郁"，"气郁不舒，木不条达"，"郁动肝致病……疏泄失职"。肝为刚脏，喜条达，恶抑郁；情志不畅，肝木失其条达之性，肝气自郁于本经，可见胸胁胀痛或窜痛、胸闷不舒或咽部有阻塞感；肝气乘脾、胃可有腹胀、胃痛；若素为阴虚之体又可见不寐、烦躁、头面烘热等。

该患者属于抑郁、焦虑、易怒明显的肝气郁结，且基础疾病偏多，加之阴虚质数值亦偏高，所以首先需调理情志，改善患者情绪，进而缓解患者各种症状。故在体质调理上需要疏肝解郁、滋阴清热、养心安神，长期使用气郁体质膏方和阴虚体质膏方能有效改善患者症状，坚持体质调理、定期复诊、及时调整调体方案，对慢性病有改善效果。

案例 54
湿热质兼血瘀质

（心动过缓，冠心病，低血压）

姓名：温某某　　性别：男　　年龄：76 岁　　初诊时间：2022 年 9 月 2 日

一、**主诉**：心率慢数年。

二、**病史资料**：长期心动过缓，心率 56 次/分，遂至医院检查冠状动脉硬化 75%，医生要求做支架手术治疗，患者坚持保守治疗和调理。且血压偏低为 100/58 mmHg，记忆力下降，关节酸痛，胃纳、睡眠尚可，小便急，大便粘马桶。舌紫黑，苔黄腻，舌下静脉怒张，脉缓涩。

三、**西医诊断**：心动过缓，冠心病，低血压，冠状动脉硬化，前列腺增生。

四、**体质辨识报告**

表 3-54-1　体质辨识结论图表

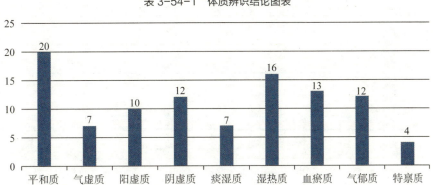

五、体质报告结论：湿热质兼血瘀质。

六、体质分析

湿热质：该患者小便急，大便粘马桶，苔黄腻。通过症状分析，考虑患者为湿热质。

血瘀质：该患者心动过缓、冠心病、冠状动脉硬化，记忆力下降，关节酸痛，舌紫黑，舌下静脉怒张，脉缓涩。通过症状分析并结合诊断，考虑患者为血瘀质。

七、调体方案

早空腹：湿热质膏方。

晚睡前：血瘀质膏方。

一次1袋（18g），一日两次，3个月为一周期。

{饮食禁忌}湿热体质的人宜少吃动物内脏、羊肉等肥厚油腻的食物，可选用清利化湿食物，如赤小豆、绿茶等。血瘀体质的人宜少吃收涩、寒凉、冰冻之物以及高脂肪、高胆固醇、油腻食物，如乌梅、苦瓜、冷饮、冷冻食品、绿豆、蛋黄、猪头肉、花生米等。

{个体化调养建议}宜稳定情绪，尽量避免烦恼，可选择不同形式的兴趣爱好；遇事宜沉稳，努力克服浮躁情绪，避免长时间久坐、看电视等，适当运动，可练站桩功——抱头推山站桩功；保持充足有规律的睡眠，不宜吸烟喝酒。

八、复诊

该患者倾向于湿热质及血瘀质，经过两年多的体质调理，各种症状明显改善，近期复查可见平和体质数值上升了，痰湿体质和阴虚体质较前改善。

表3-54-2 复查体质辨识结论图表

复诊时间：2024年9月9日

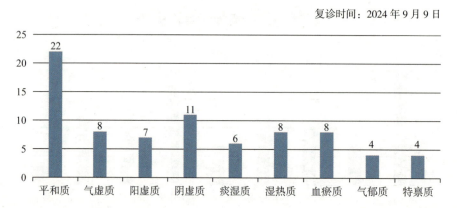

九、疗效反馈

患者现在基本为平和质,精神气色好,自身感觉很好,胃纳、睡眠及二便正常,皮肤变光滑,慢性病控制平稳,心率提升至 60 次 / 分,血压 120/65 mmHg 左右。

反馈视频二维码

十、体会

该患者体质以湿热质和血瘀质为主,湿热邪气易阻遏中焦脾胃,导致脾胃运化失常,日久郁而化热,出现小便急、大便黏滞粘马桶、舌苔黄腻等症状,正如《素问·至真要大论》:"太阴司天,湿淫所胜……大便难。"对于湿热质调理需健脾清热利湿。冠心病属中医"胸痹心痛"范畴,《素问·痹论》有言"心痹者,脉不通",其多为血瘀阻滞脉络,导致脉络不通,日久而形成冠脉硬化,且患者为老年男性,体质虚弱,血行无力,日久脉络不通,血液凝聚,而成血瘀。故对于血瘀质的调理需活血化瘀通络。

使用湿热体质膏方和血瘀体质膏方能有效缓解患者症状并能控制患者的慢性病。体质调理是一个漫长的过程,需要长期坚持并有效控制慢性病。

案例 55
血瘀质兼阴虚质

(失眠,手心热,大便干结)

姓名:肖某某　　性别:女　　年龄:70 岁　　初诊时间:2020 年 7 月 19 日

一、主诉:失眠半年,消化不良 1 周余。

二、病史资料:睡眠质量差,眠浅,易惊醒,偶做梦,且醒后有昏沉感;口干,手心发热;消化不良,食欲欠佳;有时情绪紧张、焦虑;偶有皮肤瘀斑、皮肤抓痕;大便干燥;舌淡红,苔黄白厚腻,舌下脉络紫黯、增粗,脉数。

三、西医诊断：睡眠障碍，脑供血不足，肾结石。

四、体质辨识报告

表 3-55-1 体质辨识结论图表

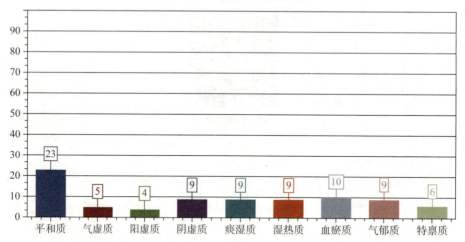

表 3-55-2 舌象结论

舌色	局部特征		苔色	苔质				舌形			
	边尖红	瘀点瘀斑		厚薄	腻	腐	苔剥	胖瘦	齿痕	点刺	裂纹
舌淡红	无	无	苔黄白相兼	厚	有	无	无	适中	无	无	无

表 3-55-3 脉象结论

	脉位	脉率（次/分）	脉节律	脉力	紧张度	流利度	脉名
右手关部	中	96	齐	有力	无弦、紧特征	无滑、涩特征	脉数

五、体质报告结论：血瘀质兼阴虚质。

六、体质分析

血瘀质：该患者偶有皮肤瘀斑、皮肤抓痕，既往有脑供血不足、肾结石病史；舌下脉络紫黯、增粗。通过症状分析并结合诊断，考虑患者为血瘀质。

阴虚质：该患者睡眠差，眠浅，易惊醒，偶做梦；口干，手心发热，大便干燥；有时情绪紧张、焦虑。通过症状分析，考虑患者为阴虚质。

七、调体方案

早空腹：血瘀质膏方。

晚睡前：阴虚质膏方。

一次1袋（18g），一日两次，3个月为一周期。

{饮食禁忌}血瘀体质的人宜少食生冷、寒凉、酸涩等容易凝滞血脉的食物；阴虚体质的人宜少食油腻、辛辣、性味温热等易损伤人体阴液的食物，如冷饮、冰冻食品、梨子、柿子等，以及油炸物、辣椒、花椒、韭菜、桂圆、荔枝、虾、羊肉等。

{个体化调养建议}起居有常；适度户外运动，如爬山及练健身操、太极拳、五禽戏等，配合精神调摄，多听轻音乐，保持心境乐观、心情愉悦。

八、复诊

该患者体质总体以平和质为主，倾向于阴虚质和血瘀质，通过近4年的体质调理，患者症状较前好转，多次复查体质均以平和质为主，最近一次复查体质阴虚质和血瘀质数值较前降低。

表3-55-4 复查体质辨识结论图表

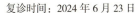

复诊时间：2024年6月23日

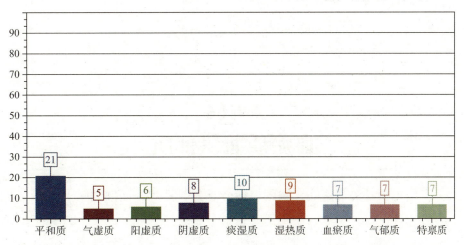

表3-55-5 复查舌象结论

复诊时间：2024年6月23日

舌色	局部特征		苔色	苔质				舌形			
	边尖红	瘀点瘀斑		厚薄	腻	腐	苔剥	胖瘦	齿痕	点刺	裂纹
舌淡红	无	无	苔黄白相兼	厚	有	无	无	适中	有	无	有

表3-55-6 复查脉象结论

复诊时间：2024年6月23日

	脉位	脉率（次/分）	脉节律	脉力	紧张度	流利度	脉名
右手关部	中	80	齐	有力	弦	无滑、涩特征	脉弦

九、疗效反馈

调理 3 个周期：睡眠质量开始好转；脾胃功能提升。

坚持调理至今：口干、手心发热情况基本消失；睡眠质量明显提升，不易惊醒，梦少，睡眠时间达 8 小时；精神状态较前明显好转；舌下脉络淡化。

反馈视频二维码

十、体会

从该患者复诊体质变化中可以明显看出，她的症状改善后体质也发生明显变化。而她的体质又多以平和质为主，所以总体上该患者体质较好，坚持服用体质膏方可以长期保持平和质为主的体质状态，达到《素问·上古天真论》所讲"精神内守，病安从来"的抵御外邪、保持健康的目的。

案例 56
血瘀质兼气郁质

（全身关节疼痛，胸闷，疲劳乏力，耳鸣，面部油腻）

姓名：徐某某　　性别：女　　年龄：74 岁　　初诊时间：2022 年 8 月 5 日

一、主诉：反复全身关节疼痛加重 1 个月。

二、病史资料：因年轻时经常干重体力活，全身关节劳损严重，后反复出现关节疼痛，伴有肢体麻木；疲劳乏力，皮肤斑多、油脂多，记忆力下降，耳鸣，烦躁易怒，胸闷，多汗，梦多。舌红，苔黄腻，舌下脉络紫黯、增粗，脉弦涩。

三、西医诊断：关节炎，静脉曲张，骨质增生，骨质疏松，腰椎间盘滑脱，动脉硬化，慢性胃炎，乳腺增生。

四、体质辨识报告

表 3-56-1 体质辨识结论图表

平和质	气虚质	阳虚质	阴虚质	痰湿质	湿热质	血瘀质	气郁质	特禀质
21	10	4	9	9	7	12	10	5

五、体质报告结论：血瘀质兼气郁质

六、体质分析

血瘀质：该患者皮肤斑多、肢体麻木、全身关节疼痛、静脉曲张、动脉硬化，舌下脉络紫黯、增粗，脉弦涩。通过症状分析，考虑患者为血瘀质。

气郁质：该患者烦躁易怒、梦多、乳腺增生、胸闷、多汗，舌红，脉弦。通过症状分析并结合诊断，考虑患者为气郁质。

七、调体方案

早空腹：气郁质膏方。

晚睡前：血瘀质膏方。

一次 1 袋（18 g），一日两次，3 个月为一周期。

{饮食禁忌} 血瘀体质的人宜少吃收涩、寒凉、冰冻之物以及高脂肪、高胆固醇、油腻食物，如乌梅、苦瓜、冷饮、冷冻食品、绿豆、蛋黄、猪头肉、花生米等。气郁体质的人宜选用具有理气解郁作用的食物，少吃收敛酸涩的食物，如乌梅、青梅、李子、柠檬、南瓜、泡菜等。

{个体化调养建议} 宜多在阳光充足的时候进行户外活动，遇事宜沉稳，努力克服浮躁情绪，注意保暖，避免长时间久坐、看电视等；宜乐观开朗，多与他人相处，不苛求自己也不苛求他人，如抑郁不能排解时，要积极寻找原因，及时向朋友倾诉，平日保持有规律的睡眠，可练习站桩功——抱头推山站桩功，保持心情愉快。

八、复诊

该患者倾向于血瘀质及气郁质，经过两年多的体质调理，各种症状明显改善，近期复查血瘀体质及气郁体质较前改善，平和质数值升高。

表 3-56-2　复查体质辨识结论图表

复诊时间：2024 年 10 月 11 日

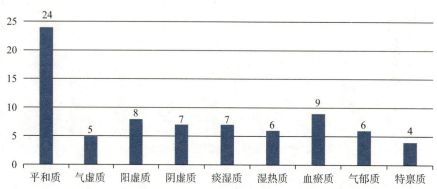

九、疗效反馈

心情舒畅，胸闷、肢体疼痛麻木、乏力、多汗症状好转，耳鸣减轻。梦较前减少，睡眠质量得到提升，胃纳及二便正常。

反馈视频二维码

十、体会

该患者属血瘀质兼气郁质，是一位典型的气滞血瘀患者。血液的正常运行，有赖于气的推动，若气行不畅，无法行血，则血停而瘀生。《寿世保元》："盖气者，血之帅也，气行则血行，气止则血止，气温则血滑，气寒则血凝，气有一息之不运，则血有一息之不行。"《血证论》亦谓："气结则血凝。"气滞、血瘀互为因果，气滞导致血瘀，血瘀又加重气滞。气滞血瘀多因情志内伤，抑郁不遂，气机阻滞，而致血瘀。肝主疏泄而藏血，肝气的疏泄作用在气机调畅中起着关键作用，因而气滞血瘀多与肝失疏泄密切相关。故临床上多见胸胁胀满疼痛、瘕聚、癥积等病症，长期气滞血瘀亦会导致肢体关节疼痛、乳腺增生、静脉曲张等病证。《素问·举痛论》说："百病皆生于气"。所以对于该患者在体质调理上宜行气疏肝解郁、活血化瘀通络，故血瘀体质膏方和气郁体质膏方能有效缓解患者肢体关节疼痛麻木、胸闷、耳鸣等症状，配合情志调摄、运动调理等，长期坚持而疗效显著。

案例 57
血瘀质兼气虚质

（胃痛，腹泻，失眠，心动过速，骨质疏松）

姓名：叶某某　　性别：女　　年龄：82 岁　　初诊时间：2018 年 4 月 17 日

一、主诉：胃痛、腹泻半年余，失眠 1 个月。

二、病史资料：因慢性肠炎经常胃痛、腹泻；睡眠质量较差，入睡困难，眠浅；疲劳乏力；既往因骨质疏松在某医院行手术治疗（具体不详）后行走困难；舌暗红，苔白，舌下脉络略紫黯、增粗，脉弦，按之无力。

三、西医诊断：慢性肠炎，睡眠障碍，骨质疏松，骨质增生，心动过速。

四、体质辨识报告

表 3-57-1　体质辨识结论图表

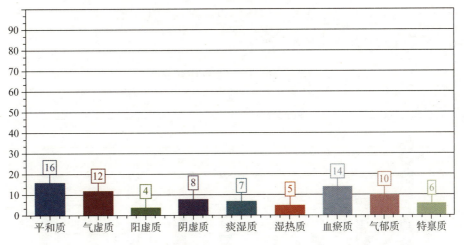

五、体质报告结论：血瘀质兼气虚质。

六、体质分析

血瘀质：该患者既往因骨质疏松在当地医院行手术治疗后行走困难；既往有骨质增生病史；舌暗红，舌下脉络略紫黯、增粗，脉弦，按之无力。通过症状分析，考虑患者为血瘀质。

气虚质：该患者睡眠质量较差，入睡困难，眠浅；疲劳乏力；因慢性肠炎经常胃痛、腹泻；苔白，脉按之无力。通过症状分析，考虑患者为气虚质。

七、调体方案

早空腹：气虚质膏方。

晚睡前：血瘀质膏方。

一次1袋（18g），一日两次，3个月为一周期。

{饮食禁忌}血瘀体质的人宜少食生冷、寒凉、酸涩等容易凝滞血脉的食物，如冷饮、冰冻食品、荸荠、冬瓜、绿豆、梨子、柿子、田螺、螺蛳等；气虚体质的人宜少食生冷性凉、油腻厚味、辛辣刺激等容易耗气破气的食物，如冷饮、冰冻食品、薄荷、香菜、胡椒、大蒜、柚子、槟榔等。

{个体化调养建议}起居有常，注意避寒保暖；适度运动，"形劳而不倦"，可练太极站桩功；保持心情愉快舒畅，参加社区活动，听轻快的音乐等；配合穴位灸法调理。

八、复诊

该患者体质倾向于血瘀质和气虚质，未定期复诊体质，但通过1年的体质调理，症状较前明显好转，最近一次复查体质仍以血瘀质为主，有气虚质、特禀质倾向，因患者未长期坚持，故体质情况有所反复。

表3-57-2 复查体质辨识结论图表

复诊时间：2023年9月14日

平和质	气虚质	阳虚质	阴虚质	痰湿质	湿热质	血瘀质	气郁质	特禀质
21	11	5	10	8	8	16	6	13

九、疗效反馈

坚持调理：睡眠质量提升，易入睡、睡眠时间增加、醒后还能再入睡到天亮；精神状态提升，疲乏改善；自觉免疫力较调体前提高；心动过速较前好转；胃肠功能好转，胃痛改善；骨质疏松手术后现能够慢慢行走，能够外出活动；排便情况好转，目前大便成形。

反馈视频二维码

十、体会

该患者为高龄女性,年老体弱,各脏腑功能减退,有慢性肠炎、骨质疏松等慢性病,病程长,且为骨质疏松术后,日久成瘀,瘀血阻滞脉络,血脉不通,血行不畅,"气为血之帅,血为气之母",气能行血,血能载气,下肢、头面部得不到气血滋养,乃至心神失濡,故术后行走困难、疲劳乏力、睡眠差等。《景岳全书·泄泻》云:"泄泻之本,无不由于脾胃",患者长期腹泻,是由于患者脾胃虚弱,脾胃功能减弱,运化失常,故出现胃痛、腹泻等。

所以该患者在体质调理上需益气健脾、活血化瘀,使用气虚体质膏方和血瘀体质膏方能有效改善患者症状,但体质调理需要长期坚持效果才能更显著。

参考文献

[1] 尤虎. 九种体质心身养生[M]. 北京：中国中医药出版社，2013.

[2] 尤虎. 九种体质太极养生[M]. 北京：人民体育出版社，2014.

[3] 尤虎. 九种体质养生膏方[M]. 北京：中国中医药出版社，2012.

[4] 尤虎. 九种体质养生膏方[M].2版. 北京：中国中医药出版社，2019.

[5] 国家药典委员会. 中华人民共和国药典[M].2020版. 北京：中国医药科技出版社，2020.

[6] 中国中医科学院中药研究所. 固正保和九体草本膏：九种体质膏方定性"制剂质量标志物"研究报告[D]. 北京：中国中医科学院，2021.

[7] 中国中医科学院中药研究所. 固正保和九体草本膏：血瘀质膏对肺结节、肺癌的功效评价研究报告[D]. 北京：中国中医科学院，2024.